Les Indispensables de l'Hypnose Elmanienne

Cours en Hypnose Médicale de Dave Elman COURS 1

Introduction à l'Hypnose

Brice Lemaire

Copyright © 2023 Brice Lemaire

Tous droits réservés
Code ISBN : 9798375788630

Dave Elman (1900-1967)

« L'hypnose est un état d'esprit caractérisé par le franchissement du facteur critique et la mise en place de pensées sélectives »

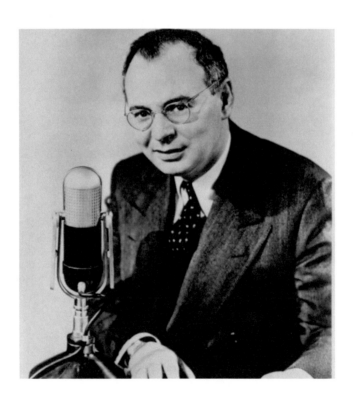

Sommaire

Une minute par hypnose	6
Echecs et succès	8
Pratiquer de suite	9
La métaphore du violon	11
Commencez dès demain mais pas avec n'importe qui….	13
L'hypnose est un état de consentement	15
Pour une hypnose médicale et scientifique	17
Ne pas aller plus vite que la musique…	18
Devenez de bons praticiens en hypnose	20
Faire ses devoirs	21
Les signes de l'hypnose	22
Les devoirs à remplir	24
Apprenez à échouer…	25
Amener des invités	27
Brève histoire de l'hypnose	29
L'histoire de Mesmer	30
Des cures miraculeuses	32
Le Roi s'en mêle avec une commission enquête	34
L'arrivée de Braid	37
L'hypnose de scène	40
Dave Elman le plus jeune et le plus rapide hypnotiseur du monde	41
Dave Elman et ses premières expérimentations en hypnose	43
L'induction par poignée de main	46
Définition de l'hypnose selon Elman	48
Le discours préalable	50
Démonstration avec l'induction par poignée de main	52
Utilisation de cette technique pour un autre test	55
Approcher le patient chez le dentiste par exemple	57
Gestion de la transe yeux ouverts-yeux fermés	59
Applications à d'autres spécialités médicales	61
Conclusions des exercices et démonstrations pratiquées	89
L'auto hypnose	92
La technique employée	95
Démonstration avec les élèves	98

Une minute par hypnose

Vous consacrez votre temps et vos efforts pour apprendre à utiliser un outil qui, selon nombre de vos collègues, peut vous être d'une valeur inestimable dans votre pratique. Vous pouvez apprendre à l'utiliser correctement si vous suivez les instructions. D'abord et avant tout, faites vos devoirs. Cela ne vous fera pas perdre un temps précieux sur vos heures de travail au bureau et à l'hôpital. Au contraire, cela vous donnera du temps supplémentaire pour augmenter votre pratique et vos heures de loisirs, car vous serez en mesure de faire plus avec chaque patient en moins de temps. Par conséquent, alors que vous commencez à pratiquer l'hypnose, limitez votre période d'induction à une minute pour chaque patient. Si vous prenez plus d'une minute pour induire de la relaxation et obtenir de la transe, vous perdez du temps. Je suis fermement convaincu que si l'hypnose doit avoir une place respectable en médecine et en dentisterie, elle doit être disponible pour le praticien instantanément. S'il veut utiliser l'hypnose sur tel ou tel patient, cela doit être utilisable, aussi vite qu'un claquement de doigts et il doit pouvoir utiliser l'hypnose instantanément. Et s'il ne peut pas utiliser l'hypnose de manière plus ou moins instantanée, elle n'a aucune valeur pratique dans le cabinet médical. Donc, au début, utilisez une minute pour chaque patient, et une seule. Ne perdez pas plus de temps que cela, et vous n'avez même pas besoin d'une minute pour obtenir de la transe.

_____********_____

NB : Cette notion est très importante. L'hypnose Elmanienne est une hypnose médicale et scientifique. Pour la comprendre, il faut envisager 2 piliers : la pratique et la théorie. Considérez toujours l'hypnose comme une science quand vous l'étudiez théoriquement, scientifiquement en vous référant aux grands classiques de l'hypnose, aux études scientifiques et aux auteurs sérieux. Elargissez vos connaissances afin d'avoir une connaissance approfondie et plus de liberté. Mais par contre, dans la pratique envisagez toujours l'hypnose comme un art, en développant toutes vos capacités subconscientes d'intuition, d'observation et d'imagination. L'hypnose Elmanienne est conçue dans son apprentissage comme un apprentissage en spirale. C'est à dire, vous commencez par faire une simple induction rapide maximum 1 minute pendant 15 jours pour obtenir un état de transe légère puis ensuite, vous allez revenir à cette technique pour ajouter des éléments vous permettant d'obtenir un état de transe plus profonde et de savoir le gérer. A chaque fois que vous apprenez une technique, utilisez là de suite, expérimentez-la de suite pour vous l'approprier. Cette technique d'apprentissage en spirale vous permet de vous approprier cet Art par répétition et par approfondissement successif.

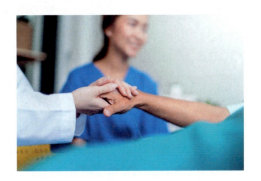

Echecs et succès

Encore une fois, ne vous attendez pas à obtenir des résultats parfaits dès le début. Si vous obtenez d'excellents résultats lors de vos premiers essais, vous rencontrerez forcément des échecs par la suite. Le meilleur élève a une combinaison de réussites et d'échecs pendant son apprentissage. Je suis fermement convaincu que dans cet Art qu'est l'hypnose, vous apprenez plus de vos échecs que de vos succès, n'ayez donc pas peur d'échouer. Ah, si vous pouviez comprendre ce que je veux dire... Je veux dire que si vous avez vos dix premiers succès, tous des succès, et qu'ensuite vous échouez, c'est un coup dur pour votre ego. Mais si vous échouez les deux ou trois premières fois et qu'ensuite vous réussissez, et puis peut-être que vous échouez une autre fois, et puis vous réussissez deux fois, et puis vous avez un autre échec, et puis vous réussissez quatre ou cinq fois et finalement vous arrivez au point où vous n'échouez plus du tout, alors vous devenez un véritable praticien. Et vous pouvez demander à n'importe qui, l'opérateur qui réussit avec ses dix premiers cas, sera probablement le plus mauvais étudiant. L'opérateur qui échoue quelques fois parmi ces dix premiers cas, sera un bon étudiant parce qu'il découvrira ce qui n'a pas fonctionné et saura y remédier ultérieurement.

_____********_____

NB : Cette notion est capitale, car dans la mentalité anglo saxonne, il n'existe pas d'échec mais que des feebacks. Particulièrement en hypnose. Quand on communique consciemment avec une personne, on ne se demande pas si on va louper la conversation. On pose des questions, on obtient des réponses. L'hypnose est la même chose mais à un niveau subconscient. On donne des suggestions (idée qui a une réponse automatique du subconscient) et on se réajuste en fonction des réponses du sujet. C'est comme un tango à deux, où le sujet fait toujours le premier pas et ensuite l'opérateur suit.

_____

Pratiquer de suite

Si les instructions sont suivies, vous deviendrez un adepte de cet Art en peu de temp. Si vous ne parvenez pas à obtenir l'état hypnotique lors de vos premiers essais, l'échec est probablement dû à votre propre manque de confiance. Essayez à nouveau. Au fur et à mesure que le cours se poursuit et que l'on vous enseigne de nouvelles méthodes, essayez toutes les méthodes que l'on vous enseigne. Ne prenez pas la mauvaise habitude de n'utiliser qu'une seule méthode, il y en a beaucoup parmi lesquelles vous pouvez choisir. Au fur et à mesure que vous avancez, sélectionnez les méthodes qui vous plaisent le plus et qui vous permettent d'obtenir l'état plus rapidement et plus profondément. Il m'est arrivé de rencontrer des médecins qui m'ont dit à la deuxième ou même à la troisième séance : « Et bien, non, M. Elman, je n'ai pas encore commencé à pratiquer. Vous voyez, j'attends d'en savoir plus sur le sujet. » C'est l'excuse la plus bidon du monde et votre professeur le sait. Vous ne pouvez en apprendre plus sur ce sujet qu'en commençant par le début. On ne peut pas commencer au milieu et aller dans les deux sens. C'est impossible. Chaque fois que vous vous efforcez d'induire l'état hypnotique sur quelqu'un, vous ajoutez à vos connaissances. Alors que les étudiants timides attendent d'en savoir plus, leurs collègues avancent rapidement, apprenant de plus en plus sur le sujet en mettant en pratique ce qu'ils apprennent à chaque session en classe et à chaque session dans leur propre cabinet ou à l'hôpital. En d'autres termes, chaque patient avec lequel vous travaillez représente une nouvelle expérience, une chance de voir et d'observer les réactions individuelles, une chance de corriger les défauts que vous avez pu remarquer dans les inductions précédentes, et l'homme qui apprend par une combinaison d'instruction et d'expérience - c'est-à-dire la pratique - obtient un plus grand succès que l'homme qui essaie d'apprendre par la théorie seule. C'est un peu comme l'élève qui essaie de lire le latin, Cicéron et Virgile, dans l'original latin, sans avoir appris à conjuguer ses verbes. Apprenez d'abord à conjuguer et ensuite César, Cicéron et Virgile viendront facilement.

_____********_____

NB : Contrairement à la majorité des écoles d'hypnose qui vous proposent toujours de nouvelles formations en arguant du fait que vous n'êtes pas prêts, le but du Dave Elman Hypnosis Institute France est de développer chez les élèves une autonomie, une liberté et une indépendance dans l'apprentissage de l'hypnose. Les 3 modules du DEHIF vous donnent le contenu intégral de l'hypnose médicale moderne. Cette base vous permet ensuite d'intégrer toutes les formes d'hypnose (Erickson, Boyne, Kappas, MacGill, Tebbetts) ou d'autres techniques (PNL, EFT, EMDR, Gestalt, etc..) sans aucune restriction car vous possédez un socle théorique et pratique et une liberté de conscience vous offrant la plus grande ouverture possible.

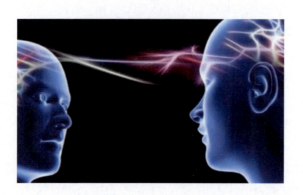

La métaphore du violon

Je me souviens, il y a quelques années, d'un homme assis dans un coin de la salle, à peu près là où vous êtes assis maintenant, et à la deuxième séance, je lui ai demandé ses devoirs. Il m'a répondu : « Non, M. Elman, j'attends d'en savoir plus sur le sujet avant de commencer à m'exercer. » Et je lui ai dit : « Vous savez, Docteur, c'est une chose amusante. Vous pouvez acheter un violon Stradivarius et dépenser jusqu'à 40 000 ou 50 000 dollars pour l'acquérir, le ramener chez vous et l'accrocher au mur, mais vous n'apprendrez jamais à jouer de ce Stradivarius. Mais vous pouvez aller chez un prêteur sur gages et dépenser un dollar pour une vieille pièce délabrée appelée violon et si vous vous exercez à jouer de ce violon comme vous le devriez, vous pourrez un jour jouer de ce Stradivarius. Maintenant, vous avez acheté le Stradivarius de tous les cours d'hypnose, ne l'accrochez pas au mur. » Mais à la troisième séance, il n'avait pas pratiqué. Arrive la neuvième session, il dit « M. Elman, j'ai une annonce importante à faire à vous et à la classe ». J'ai dit : « Qu'est-ce que c'est, docteur ? " Il a dit : « Cette semaine, j'ai hypnotisé deux personnes. » Eh bien, tout le monde dans la salle a ri. Rire parce que chaque praticien dans cette pièce avait probablement déjà hypnotisé quelques centaines de personnes. Et cet homme devait encore faire les erreurs qu'ils ne feraient plus. Ils avaient fini de faire les erreurs qu'il devait encore faire et découvrir que vous ne pouvez pas le faire de cette façon.

_____********_____

NB : Dans l'Art, on dit souvent que l'expérience est le meilleur professeur. En hypnose c'est le seul professeur. Donc pratiquez, pratiquez et pratiquez. Orientez-vous vers des formats d'apprentissage qui privilégient toujours la pratique, les démonstrations, les exercices. Et surtout apprenez de différents professeurs en hypnose afin de modéliser diverses façons de faire de l'hypnose pour vous approprier cet Art et le faire à votre manière. Faites confiance et suivez des opérateurs qui travaillent au quotidien avec l'hypnose, et non des formateurs de formation qui n'ont aucune pratique réelle et quotidienne avec des patients. L'hypnose enseignée doit être simple, sinon vous ne l'utiliserez pas. Simple ne veut pas dire facile. Et il faut apprendre à travailler en hypnose avec des résistances pour comprendre toute les stratégies et les subtilités hypnotiques à acquérir. C'est là que le travail de l'opérateur se fait car si tout fonctionne par miracle ou par chance, et qu'il n'y a aucune difficulté, on n'apprend rien.

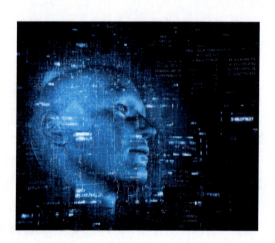

Commencez dès demain mais pas avec n'importe qui....

Commencez à étudier dès que vous commencez ce cours et commencez à pratiquer demain matin. C'est-à-dire, soyez attentif au cours d'aujourd'hui. Entraînez-vous, etc., mais demain matin, mettez l'hypnose en pratique au travail. Vous apprendrez alors à utiliser cet Art correctement.

Il y a certaines choses que vous ne devez pas faire. Du moins au début de ce cours. Une fois que trois ou quatre semaines se seront écoulées, vous pourrez alors oublier ces « choses à ne pas faire ». Si vous n'amenez pas votre femme au cours, n'essayez pas d'hypnotiser votre femme ou les membres de votre famille ou les amis que vous voyez simplement en société. Ces personnes savent que vous étudiez l'hypnose et s'opposent instinctivement à devenir vos cobayes.

Par exemple, vous n'avez pas amené votre femme au cours, disons ce soir. Donc, vous rentrez chez vous et votre femme vous demande.

« Bonjour chérie, tu as pris ta première leçon ce soir ? »

« Oui ».

« Ça t'a plu ? »

« Assez intéressant ».

« Tu penses avoir appris à hypnotiser ? »

« Je pense que j'ai appris quelque chose à ce sujet. Oui.

« Vas-y. Voyons si tu peux m'hypnotiser. Vas-y. Regarde si tu peux ».

Vous savez très bien qu'elle vous demande d'essayer pour prouver que vous n'avez pas appris grand-chose lors de la première séance. D'un autre côté, laissez-la assister au cours et elle vous demandera de l'utiliser sur elle, car les gens peuvent utiliser l'hypnose de tant de façons merveilleuses. Et quand elle verra que l'hypnose n'est pas ce qu'elle croyait, ni ce qu'elle a vu à la télévision, ni ce qu'elle a lu dans les magazines ou les mauvais livres, et qu'elle découvrira que l'hypnose est quelque chose que tout le monde dans ce monde utilise, utilise déjà, et qu'elle l'a utilisée de nombreuses fois mais sans reconnaître l'état. Quand elle découvre cela, elle est tout à fait désireuse de l'utiliser instantanément. Donc, rappelez-vous, si elle n'est pas amenée en classe, attendez le moment où elle vous le demandera mais vous le demandera d'une manière qui n'implique pas de résistance.

_____*******_____

NB : Au début, quand on commence l'hypnose, il faut s'entrainer, « practice makes perfect ». Comme disait Houdini, le plus célèbre magicien du XXe siècle, « un magicien est un acteur qui joue le rôle d'un magicien. ». Il en est de même de l'hypnotiseur débutant qui doit jouer le rôle de l'hypnotiseur, c'est à dire, avoir la posture et la bonne attitude pour guider le sujet en transe. Au début, il faut se lancer et personne n'est jamais prêt au début de son apprentissage, il faut donc faire semblant d'avoir cette stature : « Fake it until you make it ». Afin que vous soyez crédible, entrainez-vous avec votre assistante, votre secrétaire en lui expliquant que vous souhaitez vous entraîner en hypnose. Mais en aucun cas avec la famille et vos amis qui vous connaissent et ne vous accorderons aucune crédibilité dans votre nouveau rôle.

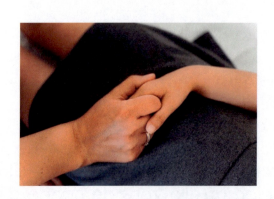

L'hypnose est un état de consentement

N'essayez pas d'hypnotiser des personnes qui vous défient de les mettre dans cet état. L'hypnose est un état de consentement. La personne qui défie n'est pas consentante. Imaginez un collègue, le matin :

« Avez vous commencé le cours de Dave Elman sur l'hypnose médicale? »

« Oui oui »

« Comment avez-vous trouvé ça ? »

« Et bien, la première session était assez intéressante ».

« Je ne crois pas en l'hypnose », dit votre collègue.

« Pensez-vous avoir appris à hypnotiser ? »

« Je pense que oui. »

« Allez-y. Je veux vous voir essayer. Hypnotisez-moi. Allez-y. Essayez ». Vous n'irez nulle part avec cet homme. Il va juste vous prouver par sa résistance même que vous n'en savez pas assez pour l'hypnotiser. Mais ce qui est triste, c'est que je n'ai pas pu l'hypnotiser non plus. Vous ne pouvez pas travailler contre une telle résistance. N'essayez pas de prouver la valeur de l'hypnose à un incrédule. Par exemple, ce même collègue vous dit : « Je ne crois pas du tout à l'hypnose. » N'essayez pas d'argumenter avec lui, car si vous essayez d'argumenter avec lui à ce stade, vous argumentez à partir d'un point d'ignorance. Plus tard, quand vous en saurez assez sur l'hypnose pour argumenter avec un homme, je me fiche de savoir combien vous argumenterez avec lui à ce moment-là, mais pour l'instant, n'argumentez pas sur la valeur de l'hypnose avec un incrédule. Laissez l'incrédule voir sa valeur sur les autres au fur et à mesure. Il la demandera quand il en aura besoin et il en aura probablement besoin plus tôt qu'il ne le pense.

_____*******_____

NB : Toute hypnose est une auto hypnose. L'opérateur n'est que le « dream pilote » le pilote du rêve pour guider le sujet dans cet état de transe. Cet état de transe est une activation cérébrale et une amplification de la rêverie diurne, poussée jusque dans les phénomènes hallucinatoires, ce qui est le propre de la transe profonde somnambulique. Donc le sujet doit accepter de se laisser guider et faire également son travail. En hypnose Elmanienne, l'opérateur est le pilote, le sujet le co-pilote, et chacun travaille à 50%. On ne fait pas de l'hypnose avec un sujet avachi qui écoute juste la voix de l'opérateur mais au contraire, c'est une hypnose dans laquelle le sujet est très actif au niveau du corps et de l'esprit. L'hypno analyse avec la régression à la cause en est l'exemple le plus marquant. Le sujet est dans une trans très active.

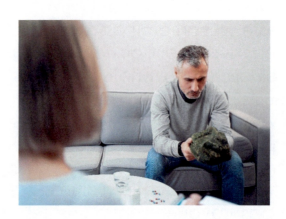

Pour une hypnose médicale et scientifique

Il est très important que vous ne traitiez pas le sujet de l'hypnose comme une blague ou un jeu en société. Pas seulement ici, mais partout ailleurs. L'hypnose est une discipline médicale et scientifique lorsqu'elle est correctement menée et lorsque vous arrivez à respecter l'hypnose comme il se doit, vous arrivez au point où vous avez absolument de la sympathie pour la personne qui met en place un spectacle amusant ou divertissant en utilisant l'hypnose. Vous vous dites : « N'est-ce pas dommage que cet homme n'utilise pas l'hypnose à bon escient ? »

_____********_____

NB : Dave Elman a été marqué dès le plus jeune âge par la perte de son père. Atteint d'un cancer, un ami hypnotiseur lui a permis de passer sa dernière journée avec ses enfants sans douleurs. Dave Elman gardera en mémoire cet évènement et sa détermination pour formuler une hypnose médicale et scientifique vient très certainement de son expérience de vie. Il sait que l'hypnose de transe profonde permet de réaliser des miracles sur le plan psychologique mais aussi physiologique. Bien loin d'une hypnose conversationnelle, l'hypnose Elmanienne est une hypnose orientée vers la gestion de tous les niveaux de transe : de l'hypnose éveillée, à la transe moyenne, à la transe profonde, à l'hypno sleep, etc…

Ne pas aller plus vite que la musique...

Ceci, je pense, est très important aussi : ne vous avancez pas. Mettez en pratique ce qui vous a été enseigné à chaque séance, n'allez pas plus loin. Vous apprendrez davantage à chaque session. Chaque phase de ce sujet est couverte dans l'ordre approprié pour que vous puissiez l'absorber. Si vous essayez d'aller de l'avant, vous rencontrerez certainement des choses qui vous rendront perplexes et mystiques, mais si ces choses sont couvertes et expliquées en classe, la perplexité disparaît et vous comprenez le sujet plus complètement et vous êtes prêt pour ces réactions qui exigent une connaissance plus profonde de la réaction humaine au pouvoir de suggestion.

Il y a quelques années, j'ai demandé aux hommes leur rapport lors de la deuxième session et tous m'ont donné un rapport sauf un homme. Je lui ai dit : « Docteur, il y a une série de documents que je n'ai pas vus. Avez-vous vos papiers avec vous ? »

Praticien : « Oh non, M. Elman. Je n'ai pas écrit mes devoirs, mais j'ai un merveilleux rapport à faire. »

J'ai dit : « Qu'est-ce que c'est, docteur ? »

Praticien : « Cette semaine, j'ai réussi à utiliser exclusivement l'hypnose pour faire accoucher une femme et ça a marché à merveille. Ça a complètement fonctionné. J'ai eu un succès parfait à 100% avec ça. »

Je suppose qu'il s'attendait à une ovation, mais au lieu de cela, il a entendu ces mots : « Docteur, je suis vraiment désolé que vous ayez fait ça ».

Praticien : « Pourquoi, c'est ce que ce cours enseigne, n'est-ce pas? »

J'ai dit : « Oui, docteur. C'est ce que ce cours enseigne, mais avec vos connaissances actuelles, si vous avez eu un succès parfait, vous avez eu un succès parfait par pur accident. Vous ne savez pas du tout pourquoi vous avez réussi. Et quand vous réessaierez, vous échouerez parce que vous n'avez pas les connaissances suffisantes pour mener une femme à l'accouchement à ce stade. Et puis vous essayerez une troisième fois et vous échouerez. Lorsque vous aurez essayé quatre fois et échoué, vous déciderez peut-être que l'on ne peut pas se fier à l'hypnose et que vous ne serez pas du tout un bon étudiant. D'un autre côté, si vous suivez le cours et que je vous dis que vous êtes maintenant suffisamment bien équipé pour faire un accouchement, vous serez en mesure d'aider - dans une certaine mesure du moins - chaque femme qui entre dans la salle d'accouchement. Si elle va avoir un bébé, vous pourrez l'aider, dans une certaine mesure du moins, grâce à l'hypnose. Et avec beaucoup d'autres, vous serez en mesure de l'aider complètement ».

_____*******_____

NB : L'hypnose enseignée par Dave Elman est basée sur les niveaux de transe et leurs utilisations au niveau opératoire, médical et thérapeutique. Il enseigne donc au début le niveau de transe moyen permettant la relaxation du corps et ses applications médicales, puis ensuite la transe profonde avec la relaxation du corps et de l'esprit, accès au somnambulisme, permettant de nouvelles applications opératoires et médicales puis la transe profonde stuporeuse avec l'état Esdaile, puis l'hypno analyse avec la régression à la cause, puis l'hypno sleep.

Comme une spirale qui se déroule et couvre de plus en plus d'applications en fonctions des connaissances et de la pratique que l'on acquiert.

_____

Devenez de bons praticiens en hypnose

Eh bien, tout ce que je peux vous dire, c'est que cet homme n'est jamais devenu un grand praticien en hypnose. Et je parie qu'aujourd'hui encore, il ne comprend pas pourquoi il n'est pas devenu un grand praticien. Maintenant, je veux vous dire autre chose, messieurs, qui m'intéresse beaucoup. C'est-à-dire que je suis intéressé à former de bons étudiants. C'est pourquoi, lorsque je vous demande de pratiquer, lorsque je vous demande de tirer le meilleur parti de ce que nous vous donnons, je ne le demande pas seulement pour vous, mais en tant que professeur, je vous le demande pour moi. Car je travaille avec ce handicap : alors que beaucoup de gens me considèrent comme l'homme qui en sait plus sur l'hypnose que quiconque sur terre, je suis un profane, je ne suis pas un médecin. Par conséquent, lorsque je vous enseigne, mon enseignement doit être si bon que vous puissiez faire des choses que personne d'autre ne peut faire. Maintenant, si vous ne prenez pas ces enseignements au sérieux, si vous ne pratiquez pas, vous ne serez pas capable de faire ces choses et alors vous vous décevez vous-même, vous décevez l'objectif du cours et vous me décevez certainement en tant qu'enseignant. Je préfère vous avoir de mon côté. Tout ce que je peux vous demander, c'est de vous entraîner, et je pense que vous deviendrez assez habile.

_____********_____

NB : Dave Elman n'étant pas médecin, il a formé de 1948 à 1962 pas loin de 10.000 praticiens permettant la reconnaissance de l'hypnose comme une discipline médicale et scientifique par l'AMA en 1958. Il a toujours été un homme d'action et d'expérimentations, constituant un véritable réseau de patriciens en hypnose. Chaque fois que Dave Elman avait une idée à tester en hypnose, ou bien chaque fois qu'un praticien faisait une découverte en hypnose grâce aux applications de ces enseignements, elles étaient expérimentées et ensuite Dave Elman les intégrait dans ses Cours. Il est ainsi à l'origine de nombreuses découvertes : induire volontairement le somnambulisme, induire et sortir de l'Esdaile, la technique de régression, l'hypno sleep, l'hypnose éveillée, etc...

Faire ses devoirs

Quels sont vos devoirs pour la première semaine ? Je ne veux pas que ça ait l'air trop dur. Non, ce n'est pas un cours difficile, c'est un cours très facile et fascinant. Mais la pratique est importante, vous devez suivre le cours. C'est comme l'homme qui apprend son latin à la maison, quand il commence à étudier le latin, mais il n'apprend pas ses déclinaisons « amo, amas, amare » correctement et il n'apprend pas toutes les autres choses qui vont avec correctement, et très vite, quand il arrive aux traductions, il est coulé. C'est comme l'hypnose, vous devez apprendre votre chemin et y arriver rapidement, mais en maîtrisant chaque chose au fur et à mesure que vous y arrivez, alors vous serez en mesure de savoir comment utiliser l'hypnose correctement. Voici vos devoirs pour la première semaine : essayez d'obtenir un état de relaxation sur au moins dix de vos patients en utilisant l'approche de relaxation et la technique de la poignée de main qui vous ont été enseignées en classe.

_____********_____

NB : Dave Elman est un homme pragmatique. Ce n'est pas un théoricien de l'hypnose. Il part de la pratique pour formuler une théorie et insistera toujours pour comprendre ce que l'on fait en hypnose à travers la technique, toujours comprendre l'idée derrière les mots. Il commence par un exercice simple pour les praticiens avec l'induction par poignée de main. Une minute par patient et 10 patients à induire en 15 jours. Les praticiens doivent ensuite faire un rapport et en fonction des résultats, ils apprennent ce qui n'a pas fonctionné et comment y remédier.

_____

Les signes de l'hypnose

Cherchez les signes de l'hypnose. L'hypnose émet six signes, ce sont des signes très infimes. Vous pourriez regarder une personne, mais si vous ne connaissez pas les signes de l'hypnose, ils pourraient tous être là, et vous les manqueriez tous. Cependant, lorsque vous connaissez l'hypnose, vous devriez connaître les six signes et vous devriez être capable de les rechercher. Et vous devriez être capable de les voir comme ceci. Je vous regarde, et je détourne le regard, déjà j'ai vu les six signes. C'est à cette vitesse que vous devriez être capable de les voir. Donc, cherchez les signes de l'hypnose.

_____********_____

NB : Dave Elman insiste et nous les reverrons par la suite sur l'observation des signes de transe. Les signes de transe sont des signes souvent d'hyper activation ou d'hypo activation de fonctions physiologiques. Pour Elman il sont au nombre de six.

NB : Dans les premiers chapitres du livre « Hypnotherapy » et dès les premières sessions des « Cours en Hypnose Médicale », Dave Elman insiste auprès des praticiens sur l'observation des signes de transe. Pour Elman, ils sont au nombre de 5 voire 6 :

- *Battement des paupières*
- *Révulsion des yeux*
- *Augmentation lacrimation*
- *Rougeur des yeux*
- *Chaleur du corps*
- *Augmentation des battements cardiaques et de la ventilation mais plus liée à la peur et à l'inhibition à aller en transe.*

D'un point de vue médical et scientifique, voici les indicateurs de l'hypnose tels que mentionnés dans de nombreux textes sur l'hypnose:

- *Répétition de la déglutition*
- *Battement léger des paupières****
- *Augmentation du larmoiement****

- *Ralentissement de la respiration*
- *Température corporelle****
- *Rougeur des yeux****
- *Dilatation des pupilles*
- *Relâchement musculaire*
- *Masque hypnotique*
- *Soupir hypnotique*
- *Mouvements lents et saccadés*
- *Mouvement des globes oculaires vers le haut****

Les indicateurs qui sont marqués d'étoiles (***) sont les indicateurs elmaniens classiques qui ne peuvent pas être simulés parce qu'ils sont involontaires. Veuillez noter que l'absence d'un indicateur n'implique pas une absence d'hypnose, mais la présence d'un indicateur non simulable garantit que le sujet est en hypnose.

———————————

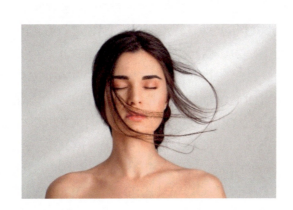

Les devoirs à remplir

L'hypnose peut être utilisée sur chaque patient qui entre dans votre cabinet, ne serait-ce que pour le détendre. Il y a peu de gens qui ne peuvent pas bénéficier de la relaxation et jusqu'à ce que vous ayez appris à approfondir le sujet, vos patients devraient apprendre les avantages immédiats de la relaxation et du soulagement de l'anxiété. Maintenant, à la fin de vos schémas qui vous seront fournis ce soir, vous verrez ces pages intitulées « Mes premières tentatives d'induction ». Je veux que vous les remplissiez et que vous les rameniez. Est-ce que je vous demande de faire un travail difficile ? Non. Il suffit de mettre des initiales pour le nom du patient, d'indiquer l'âge et le sexe et de mettre quelques mots sur la réaction du patient, puis de vérifier si c'est un succès ou un échec et de noter vos commentaires. Cela devrait vous prendre environ 15 ou 20 secondes pour chaque rapport. Mais quand je regarderai ces rapports la semaine prochaine, je pourrai dire, d'après ce que vous avez écrit, si vous développez de mauvaises habitudes. Et si vous développez de mauvaises habitudes, il est de mon devoir d'enseignant de les stopper net. Vous pourrez alors devenir adepte, mais une mauvaise habitude peut vous empêcher de devenir adepte et vous empêcher de devenir un bon étudiant. Ces formulaires sont votre propriété personnelle et vous seront rendus rapidement après que votre instructeur les aura examinés.

Apprenez à échouer...

Grâce à vos rapports sur ce qui s'est passé à chaque tentative d'induction, je suis en mesure d'apprendre ce que vous avez bien fait et ce que vous avez mal fait. Je peux corriger toute procédure incorrecte de votre part avant qu'elle ne devienne définitive. Par conséquent, que vous réussissiez ou échouiez dans vos tentatives n'est pas la chose la plus importante à ce stade, la chose la plus importante est de savoir comment vous apprendre à réussir à chaque tentative. Ce n'est qu'en sachant ce que vous faites mal que l'on peut vous apprendre à corriger votre procédure. Messieurs, je suis beaucoup plus intéressé par vos échecs que par vos succès. Les réussites se passent de commentaires, les échecs non. Par exemple, vous rapportez ces pages et vous étiquetez chacune d'elles «succès», «succès», «succès», «succès». Que puis-je faire d'autre que de dire «C'est bien, merci» ? Et qu'est-ce que je peux faire à part passer à l'élève suivant. Je ne vous ai pas aidé d'un iota. Mais si vous écrivez «échec», «échec», «échec», «échec», «échec», «échec», «échec» - c'est juste plein d'échecs - alors je peux vous aider, c'est là que le professeur entre en jeu. Et, je veux juste que vous le sachiez. Donc, ne vous inquiétez pas si vous échouez. J'espère que vous échouerez. Demandez à n'importe lequel de mes anciens étudiants et il sera d'accord pour dire que vous apprenez plus de vos échecs que de vos succès lorsque vous étudiez l'hypnose correctement.

_____********_____

NB : Dans la culture anglo saxonne, la notion d'échec n'est pas un élément négatif, c'est au contraire l'occasion de faire un apprentissage positif. Quand tout fonctionne du premier coup en hypnose, on n'apprend pas grand-chose. Quand on a des résistances et des échecs, on se remet en question, et on commence à apprendre et à travailler en hypnose. Cela est valable aussi bien dans la macro dynamique de l'hypnose que dans la micro dynamique de l'hypnose. En fait, on apprend véritablement l'hypnose quand on passe du temps à gérer une résistance. Par exemple pour obtenir le bon niveau de transe profonde somnambulique quand le sujet est peu réceptif, par exemple obtenir une hypno anesthésie pour soulager une douleur, par exemple, obtenir une véritable revivification.

Quiconque vous faisant croire que tout cela est facile et qu'il existe des techniques infaillibles n'est pas crédible. Il faut avoir des techniques et des outils simples pour travailler en hypnose. Mais simple ne veut pas dire facile. Il faut travailler et apprendre à travailler avec ces techniques pour les faire fonctionner.

———————

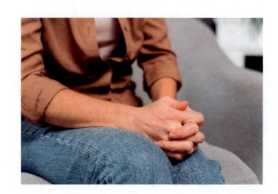

Amener des invités

Il y a une raison pour laquelle nous vous demandons d'amener des invités à presque toutes les sessions et je veux en parler avant de commencer l'enseignement proprement dit. Notre cours d'hypnose est à bien des égards semblable à une clinique hospitalière, les gens qui viennent ici ne viennent pas comme des cobayes. Ils viennent ici en tant qu'invités, mais nous devons avoir des patients sur lesquels travailler. Si les médecins de la classe n'ont que l'occasion de travailler les uns sur les autres, ils vont forcément se dire tôt ou tard : bon, ça marche sur nous parce que nous sommes conditionnés. Comment pouvons-nous savoir si cela fonctionnera sur nos patients? Et pour démontrer diverses techniques, nous préférons faire travailler les médecins avec des personnes qui ne sont pas nos étudiants, des personnes avec lesquelles vous n'êtes absolument pas familiers. C'est pourquoi, lorsque vous amenez des invités en classe, d'autres médecins travaillent avec vos invités et vous travaillez avec les invités des autres médecins. De cette façon, vous pouvez observer les mêmes réactions que vous observeriez dans votre propre cabinet, sur des personnes qui vous sont totalement étrangères. Si nous n'avons pas suffisamment de personnes sur lesquelles travailler, il nous est impossible de démontrer les différentes techniques, réactions et résultats que l'on peut obtenir avec l'hypnose. Amenez votre épouse à chaque cours. Amenez aussi votre infirmière. Amenez vos secrétaires. Les patients et les amis peuvent être amenés au cours une fois, ils seront invités à assister à d'autres cours si nous estimons qu'ils sont nécessaires ou souhaités. Faites bien comprendre à ces personnes qu'elles ne viennent pas comme des cobayes. Nous ne travaillerons même pas avec eux à moins qu'ils n'en expriment le désir. Dites-leur que vous voulez qu'ils passent une soirée intéressante avec vous à assister à une conférence et à une démonstration d'hypnose médicale, réservée aux médecins et à quelques invités choisis par les médecins. Ne leur en dites pas plus. Si c'est une réunion restreinte, tout le monde veut y assister. Plus tard, nous aurons besoin de patients présentant des problèmes spécifiques, tels que les migraineux, les allergiques, les phobiques, les bègues, les personnes souffrant de syndromes névrotiques, et ainsi de suite.

_____********_____

NB : Dave Elman a toujours eu une éthique irréprochable. N'étant pas médecin, et ne voulant pas être taxé d'exercice illégal de la médecine, il propose aux praticiens d'amener leurs patients. Afin de s'exercer dans des conditions médicales réelles, les praticiens vont amener chacun des invités et expérimenter sur eux toutes les techniques d'hypnose enseignées progressivement. C'est la technique la plus réaliste car quand on n'a que des praticiens en formation, il y a forcément un auto conditionnement qui ne restitue pas les conditions réelles de l'art de l'hypnose. Puis ensuite, quand Dave Elman traitera des problématiques spécifiques avec l'hypno analyse, il demandera aux praticiens d'amener des patients présentant des problématiques plus spécifiques.

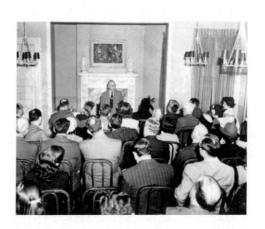

Brève histoire de l'hypnose

Maintenant, mes amis, nous commençons l'étude proprement dite de ce cours. Vous savez, bien sûr, que vous disposez de documents, d'un grand nombre de disques phonographiques et de toute l'aide que nous pouvons vous apporter pour maîtriser ce sujet. Vous pouvez acheter une histoire de l'hypnose pour seulement cinq cents dans un petit livre donc, ne serait-ce pas une perte de temps pour moi de prendre beaucoup de votre temps pour entrer dans l'histoire de l'hypnose ? Mais, dans la mesure où cela affecte notre enseignement, dans la mesure où cela vous permet de comprendre pourquoi nous commençons à enseigner l'hypnose là où nous le faisons, je dois commencer par cette partie de son histoire, et ensuite vous comprendrez pourquoi nous commençons à enseigner là où nous le faisons.

_____********_____

NB : L'hypnose historique enseignée par Dave Elman est parfois un peu raccourcie et anecdotique, mais il a le mérite de rendre vivante une discipline fondamentale et bien souvent délaissée dans l'étude de l'hypnose. Je vous invite et vous incite à étudier les classiques de l'hypnose, tous les grands auteurs qui ont contribué à l'hypnose médicale depuis le XVIIIe. Comme disait Bernard de Chartres nous ne sommes que « des nains sur les épaules de géants », et il faut apprendre de nos prédécesseurs. L'ouvrage « Histoire de l'hypnose » que j'ai publiée chez Satas en 2022 vous offrira un panorama plus complet de cette discipline passionnante.

_____

L'histoire de Mesmer

Il y a quelques centaines d'années, un médecin viennois se promenait dans la rue et il est tombé sur un troubadour itinérant qui faisait son numéro au milieu de la rue pour les sous des passants. En regardant cette personne, ou le Houdini de son époque, il était fasciné car cet homme utilisait ce qui était alors tout à fait nouveau, un minerai particulier, la magnétite, à partir duquel on faisait des aimants.
Et comme avec sa baguette, il a réussi à assembler ces aimants (imaginez à quel point vous étiez fasciné par les aimants lorsque vous les avez vus pour la première fois, vous pouvez donc imaginer comment ces personnes, qui les voyaient pour la première fois dans l'histoire, ont été attirées par eux). En voyant ces aimants s'assembler, propulsés puis repoussés, selon la polarité et ainsi de suite, ils ont été complètement sidérés par le travail de ce magicien. Ce magicien, au cours de son numéro, fait la déclaration suivante : « Il y a du magnétisme dans toute la nature. Vous avez du magnétisme en vous, j'ai du magnétisme en moi. Nous sommes tous remplis de magnétisme. Les arbres en sont remplis, les rochers, tout en est rempli. Le magnétisme en toi est tel que lorsque je te touche avec cette baguette, avec cette baguette magnétique, tu tombes par terre en riant ». Et il a touché quelqu'un dans la foule et cette personne est tombée par terre en riant. Et il dit : « Le magnétisme en toi est tel que tu tomberas par terre en pleurant », et cette personne tombe par terre en pleurant. Et une autre personne tombe par terre en convulsions, et ainsi de suite. Sur quoi, le médecin viennois qui observait cela a cru que les paroles du magicien étaient vraies et s'est forgé l'idée absurde qu'il y a du magnétisme en chacun de nous, qu'il circule correctement dans notre corps, que nous allons bien, mais que s'il s'embrouille et va dans le mauvais sens - une sorte de polarité, je suppose, bien que le mot polarité n'existait pas à l'époque - c'est ce qui vous rend malade et que toute maladie est basée sur le fait que le magnétisme circule dans le mauvais sens dans votre corps. La médecine a eu des théories assez stupides, mais celle-ci est la plus stupide que l'on puisse avoir. Pourtant, armé

de cette notion ridicule, cet homme est devenu le praticien le plus célèbre de tous les temps, car même les noms d'Esculape, de Paracelse et de tous les autres ne sont pas mentionnés aussi souvent que le nom de cet homme qui reste un mot familier : Mesmer. Mesmer avait jusqu'à 3 000 patients par jour ; il n'y a pas un médecin au monde qui puisse voir 3 000 patients par jour. Il avait l'habitude de sortir dans la cour, de toucher l'arbre avec sa baguette magnétique et maintenant il déclarait que l'arbre était magnétisé et que vous n'aviez pas besoin de le voir. Tout ce que vous aviez à faire était de toucher l'arbre et vous seriez guéri. Des milliers de personnes ont touché cet arbre et ont guéri, ou ce qu'elles pensaient être la santé, et la renommée de Mesmer s'est répandue dans le monde entier. Même les mots « magnétisme animal », que nous utilisons aujourd'hui, sont directement attribuables à Mesmer.

_____********_____

NB : Historiquement cette notion de magnétisme n'a pas été inventée par Mesmer lui-même. Il a repris de nombreuses théories existantes venant d'auteurs plus anciens comme les théories du fluide énergétique d'Agrippa, de Paracelse, les théories de Fludd sur l'âme du monde, celles de Van Helmont sur le magnétisme médical, celles de Maxwell sur l'esprit vital, et l'application du magnétisme minéral avec les aimants de Maximilien Hell qui sont alors en vogue dans le domaine thérapeutique.

_____

Des cures miraculeuses

Imaginez maintenant que cet homme traite 3 000 patients par jour et qu'à cette époque, les médecins ne connaissaient rien aux symptômes de l'hystérie, en tout cas très peu. Ils ne savaient pas qu'un symptôme pouvait servir à quelque chose et être un symptôme fonctionnel. Par exemple, quand un médecin avait un patient migraineux : « Il avait des migraines tellement horribles », disait le médecin, « que je devais lui donner de l'héroïne et de la morphine. Toutes sortes de drogues et je n'arrivais toujours pas à chasser cette douleur, mais il est allé voir Mesmer. Il n'a même pas eu la chance d'être admis à le voir, tout ce qu'il a fait, c'est toucher cet arbre et il n'a plus jamais eu de mal de tête depuis ce moment-là. Cet homme est guéri ». Il ne lui est jamais venu à l'esprit qu'il s'agissait d'un symptôme fonctionnel et que les mêmes circonstances émotionnelles qui avaient précipité ce mal de tête en premier lieu pouvaient se reproduire et le mal de tête réapparaître. Non, il ne le savait pas ; il pensait simplement que chaque mal de tête était physique. Cet homme était un remède. Ensuite, il y a eu le cas de Lizzie Zilch. Elle a boité pendant 15 ans, elle était courbée en avant quand elle marchait et elle pouvait à peine faire un pas tellement elle boitait.

Je l'ai mise en traction, j'ai tout fait pour elle - car la traction était connue à l'époque - et je n'ai pas pu l'aider à moins boiter. Et bien, elle a eu la chance de pouvoir voir Mesmer pendant 30 secondes et regardez-la, elle marche sans boiter. Il ne savait pas que c'était de l'hystérie, il ne savait pas qu'il s'agissait d'une simple manifestation telle que nous la connaissons aujourd'hui. Tout ce qu'il voyait, c'est que cette patiente était guérie, et pour le médecin de cette époque, Mesmer faisait des choses phénoménales.

_____********_____

NB : Quand on étudie l'histoire de l'hypnose, on est toujours frappé par le caractère miraculeux des cures. Il faut se remettre dans un contexte de l'époque. Les patients sont alors beaucoup plus en connexion avec leur subconscient qui s'exprime de façon psychosomatique directement et rapidement. On observe alors de nombreuses paralysies, convulsions, hystérie de toutes sortes (surdité, cécité, aphonie). Les patients à cette époque ont une plus grande suggestibilité. Négativement, cela cause toutes ces affections psychosomatiques, mais positivement, ils sont bien plus ouverts à la suggestion et l'on obtient ainsi ces cures miraculeuses et instantanées.

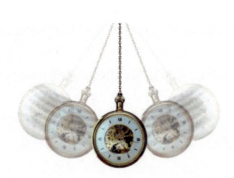

Le Roi s'en mêle avec une commission enquête

Le Roi de France a finalement décidé d'honorer Mesmer avec une pension de 50 000 francs par an. Et il a envoyé un messager à Mesmer pour lui annoncer l'honneur qu'il était sur le point de lui conférer. Mesmer était marié à une veuve très riche, et avec 3 000 patients payants par jour, il n'est même pas nécessaire d'être marié à une veuve riche, on s'en sort très bien ! Mesmer se portait très bien financièrement et il avait besoin de l'argent comme il avait besoin d'un trou dans la tête, alors il a dit au messager du roi : « Je suis très honoré par ce que le roi a proposé de faire, mais il donne 50 000 francs par an pour une contribution ordinaire à la médecine ou à la science. La mienne est d'une importance capitale. 50 000 francs par an minimiseraient l'importance de ce que j'ai découvert. Dites-lui de verser 100 000 francs ou je préfère qu'il ne fasse rien pour l'instant.
100 000 francs seraient plus conformes à la découverte que j'ai faite pour la médecine ». Lorsque le messager retourne faire son rapport au roi, ce dernier dit :
« Bon, pour 50 000 francs par an, je peux me permettre de tenter ma chance, mais si je dois donner 100 000 francs par an, c'est beaucoup d'argent public. Je veux savoir si cet homme a vraiment ce qu'on dit qu'il a ». Ainsi, il y avait à cette époque un grand homme de ce pays, en France, qui collectait des fonds pour la Révolution américaine : Benjamin Franklin. Benjamin Franklin était probablement le scientifique le plus important de son époque et était éminemment respecté dans le monde entier. Le roi a nommé Benjamin Franklin à la tête d'un comité de trois personnes pour aller enquêter sur les bâtons de Mesmer. C'est ce qu'ils ont fait et Benjamin Franklin a tout de suite vu clair dans le jeu. Il dit : « Pourquoi, les baguettes n'ont rien ! Il n'y a rien dans ces baguettes qui puisse guérir quoi que ce soit. » Mais remarquez maintenant ce qu'il a dit, il a effleuré la médecine d'un revers de main, et pourtant, en quelques heures de travail avec Mesmer, ou en regardant Mesmer au travail, il en savait plus sur ce que Mesmer faisait que Mesmer lui-même. Il a dit ces mots - et maintenant je vous donne

une citation absolue - « Si ces gens vont bien, ils semblent aller bien par leur propre imagination ». En d'autres termes, il avait mis le doigt sur la médecine psychosomatique. En une brève rencontre, je dois vous dire que, plusieurs milliers d'années auparavant, Esculape avait été presque assailli, en fait il a été assailli, lorsqu'il a fait la déclaration suivante : « Les gens peuvent être malades ou bien portants selon leur propre imagination ». Remarquez comment Benjamin Franklin, sans jamais avoir lu sur Esculape ou quoi que ce soit d'autre, était capable de regarder ces tiges et de dire : « Si ces gens guérissent, c'est grâce à leur propre imagination. » Quoi qu'il en soit, une fois le rapport publié, les actions de Mesmer sont tombées au plus bas, mais à cette époque, de nombreux médecins imitaient Mesmer et avaient le même succès que lui. Et lorsque le rapport a été publié, et que Mesmer lui-même a atteint un niveau historiquement bas dont il ne s'est jamais remis, ces médecins ont dit: « Et bien, qu'en est-il de cet homme qui a eu un mal de tête pendant cinq ans et qui maintenant n'a plus de mal de tête depuis qu'il a vu Mesmer ? Et cette fille qui boitait ? Elle ne boite plus. Mesmer doit avoir quelque chose ! Qu'est-ce qui a guéri cette femme ou cet homme si les baguettes n'y sont pour rien ? »

Il était très important qu'ils découvrent ce que Mesmer avait, car si ce n'était pas les baguettes, quelque chose l'avait fait. Et donc, ces médecins, des hommes sincères, comme nous tous, dans le secret de leurs greniers ou de leurs caves - car c'est là qu'ils devaient travailler puisqu'ils ne pouvaient pas pratiquer le mesmérisme en public- pendant 75 ans, ils ont cherché le secret de Mesmer, mais ils ne savaient pas où chercher. Et, par conséquent, ne sachant pas où chercher, ils ont cherché dans tous les mauvais endroits mais pas le bon, ils n'ont jamais cherché dans l'esprit humain le secret de Mesmer.

_____*******_____

NB : Mesmer avait mis le doigt sur un phénomène extraordinaire permettant la guérison spontanée, la transe. En effet, la transe et la suggestion active, le médecin intérieur du subconscient de tout sujet.
Mesmer est un homme habile et a un certain génie pour la manipulation ainsi que pour rentabiliser ses idées. Sa théorie

magnétique s'inspire des recherches de Galvani sur l'électricité, alors en vogue à l'époque.

Le magnétisme de Mesmer est basé sur l'existence supposée d'un fluide magnétique universel qui circule dans tous les êtres vivants.

Il va avoir une idée géniale et utiliser les bouteilles de Leyde, premier condensateur crée en 1745. Lorsque le sujet touche la tige métallique sortant de la bouteille, il reçoit un léger choc électrique. Mesmer exploite cet effet de choc et de surprise en justifiant sa théorie d'un fluide magnétique circulant.

Tout le décorum n'est fait que pour renforcer cet effet de suggestion: un baquet monumental incluant de nombreuses bouteilles de Leyden cachées d'où sortent les tiges métalliques conductrices, une musique envoûtante jouée au Glass Harmonica inventée par Franklin, un salon feutré, une tenue appropriée, une entrée magistrale, des passes magnétiques effleurant des zones érogènes. Lorsque la commission d'enquête vient examiner les pratiques de Mesmer, pour cacher son secret, ils ont cassé les bouteilles en verre. La commission ne retrouve dans le baquet que du verre cassé et de la limaille de fer. Première erreur d'évaluation… Mais surtout, cette commission est le fait de scientifiques qui ne viennent pas évaluer les guérisons mais uniquement l'existence ou non d'un fluide magnétique. Le fait scientifique (conforté aujourd'hui par plus de trois siècles d'expérimentations sur le magnétisme dont les dernières sont dues à Henri Broch) est le suivant : le fluide magnétique n'existe pas. Mais la commission passe totalement à côté de la médecine psychosomatique en affirmant « Ayant enfin démontré par des expériences décisives que l'imagination sans magnétisme produit des convulsions et que le magnétisme sans imagination ne produit rien, rien ne prouve l'existence du fluide magnétique animal. »

L'arrivée de Braid

Mais voici ce qui s'est passé en 1841. Un homme nommé Braid, un médecin anglais de bonne réputation, avait deux patients qui venaient le voir. L'un était un patient oculaire et l'autre était un homme avec lequel il avait rendez-vous, mais l'histoire ne dit pas quel était son problème. On sait juste que lorsqu'il travaillait avec le premier homme, celui qui avait un rendez-vous, est entré et Braid a dit à son premier patient : « Ecoutez, il avait un rendez-vous avec moi et je dois d'abord travailler avec lui. Je vais aller dans cet autre bureau avec lui et je reviendrai m'occuper de vous dans une minute, mais quand je reviendrai, je veux tester la réaction réflexe des pupilles de vos yeux. Je vais vous demander de regarder cette lampe pour que nous puissions le faire ». Puis il est parti avec le deuxième patient pour aller dans l'autre pièce.
Le patient de la première chambre n'a pas oublié Braid, mais Braid l'a oublié. Le médecin avait dit qu'il allait lui faire regarder une lampe afin de tester la réaction réflexe des pupilles de ses yeux, et après que le patient ait attendu un moment et que Braid ne soit pas revenu, il a pensé qu'il ferait gagner quelques minutes au médecin en regardant la lampe maintenant. Il a donc commencé à regarder la lampe, et il a regardé et regardé, et environ 40 minutes plus tard, Braid se dit soudain « Oh, mon patient du premier bureau ! Je l'avais complètement oublié ». Il retourne dans le premier bureau et maintenant l'homme regarde la lampe comme ça... Et Braid se dit : «On dirait que cet homme entre dans la première phase du mesmérisme ». Comment a-t-il su que c'était le premier stade du mesmérisme ? Comment a-t-il été capable de l'identifier ? Il a pu l'identifier, je crois, parce qu'il était l'un de ces hommes qui travaillaient dans leur grenier ou leur cave et qui connaissaient tout du mesmérisme. Car, comme il a vu cet homme regarder la lumière et avoir les yeux comme ça, il lui a dit : « Tu sais, si tu fermes les yeux, tu ne pourras plus les ouvrir ». Et l'homme ferma les yeux mais ne put les ouvrir. Il lui dit : « Maintenant tu vas pouvoir les ouvrir. » L'homme les ouvre et il dit : « Il les referme et ne peut plus les ouvrir. »

Et voilà, en quatre secondes ou moins, Braid a découvert ce que les hommes cherchaient depuis 75 ans : le secret de Mesmer. Ce ne sont pas les baguettes de Mesmer qui ont fait l'affaire, mais les pensées et les idées de Mesmer exprimées à un moment où l'esprit était dans un état particulièrement réceptif pour les recevoir, et cet état d'esprit réceptif pouvait être créé en demandant à une personne de regarder une lumière pendant un temps relativement long ou relativement court, appelez cela comme vous voulez. L'expérimentation a prouvé qu'une durée de trois minutes à deux heures provoquait généralement cet état chez presque tous ceux qui regardaient des lumières.

C'était une information importante ; il avait fait une grande découverte. Il ne pouvait pas la publier en disant qu'il avait trouvé une nouvelle façon de provoquer le mesmérisme, car aucune revue respectable n'accepterait un article sur le mesmérisme. Il lui fallait un nouveau mot ; il devait faire de sa découverte une toute nouvelle découverte. Il a cherché un mot, après tout, vu de l'extérieur, cela ressemblait à l'hypnose - après tout, ils avaient les yeux fermés comme ça - cela ressemblait au sommeil, alors pourquoi ne pas prendre le mot grec signifiant sommeil et former son mot à partir de cela. Il a donc formé le mot «hypno» et a ajouté le «isme» de mesmérisme. Je suppose qu'il a mis le «t» là juste par euphémisme, je ne peux pas comprendre pourquoi il l'a mis, je n'ai jamais pu le savoir. On ne me l'a jamais dit, en tout cas. Et il est sorti avec le mot «hypnotisme» pour le sujet entier et «hypnose» pour l'état. C'est ainsi que cela nous est parvenu.

Lorsque cet article a été publié dans 165 langues et dialectes différents, des hommes du monde entier ont commencé à faire regarder des lumières à leurs patients, avec des résultats variables. Sans aucun doute, les résultats étaient suffisamment bons pour que le sujet de l'hypnotisme soit connu dans le monde entier et que la légende dise que la seule façon de créer l'état était de faire regarder une lumière à une personne.

_____*******_____

NB : L'expérience décrite par Elman concernant Braid fait état d'une découverte par sérendipité de la fixation visuelle pour amener l'hypnose. Plus exacte historiquement, c'est l'observation des hypnotiseurs de scène et notamment de Lafontaine, qui a amené Braid a concevoir sa théorie et sa pratique ensuite de l'hypnose. Petite correction à apporter également, le terme hypnose n'a pas été inventé par Braid mais plus de 20 ans auparavant par un français Hénin de Cuvillers, auteur majeur de l'hypnose du XVIIIe siècle à redécouvrir absolument pour concevoir le génie de cet imaginationniste français, bien en avance sur son temps dans cette discipline, aussi bien dans son approche pratique que théorique.

———————————

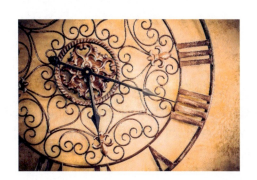

L'hypnose de scène

Mais avec le médecin qui travaillait sur l'hypnose dans son cabinet, s'est développé un homme appelé l'hypnotiseur de scène. Il utilisait l'hypnose sur une base entièrement différente de celle du médecin dans son cabinet. Et parce qu'il a hypnotisé des millions de personnes, l'hypnotiseur de scène a rapidement appris que les lumières n'étaient pas nécessaires pour créer l'hypnose. Mais les médecins ne voulaient pas écouter l'hypnotiseur de scène. Ils n'ont même pas voulu lui demander. Par exemple, quand je lis des livres écrits sur l'époque de ma naissance, je trouve invariablement dans presque tous les livres la déclaration suivante : « Les hypnotiseurs de scène semblent gagner l'état en trois minutes environ au milieu d'un environnement bruyant, mais comme nous savons que c'est impossible, nous savons que l'hypnotiseur de scène est un faux et nous ne lui prêtons aucune attention. » Vous lisez une chose pareille dans un livre écrit par un homme soi-disant sensé, ils n'ont même pas demandé à l'hypnotiseur de scène s'il faisait semblant ou non. Il ne faisait pas semblant.

_____********_____

NB : L'histoire de l'hypnose nous montre que les interactions entre les hypnotiseurs de scène et les hypnotiseurs médicaux a toujours été des plus fécondes. Outre Braid, on peut citer aussi Elliotson avec Chénevix et du Potet, puis Braid avec Lafontaine, puis Bernheim avec Donato, etc... Les hypnotiseurs de scène ne gèrent que de la transe profonde somnambulique. Ils ont ainsi de nombreuses stratégies souvent plus rapides, efficaces et puissantes que celles utilisées par l'hypnose médicale. Dave Elman a été le premier hypnotiseur de scène à comprendre les stratégies hypnotiques derrière les techniques de scène et à les modéliser pour le domaine médical.

_____

Dave Elman le plus jeune et le plus rapide hypnotiseur du monde

J'ai commencé à étudier l'hypnose quand j'étais petit. Un machiniste m'a fait monter sur scène et m'a demandé de serrer la main de 30 personnes de l'autre côté de la scène. J'ai serré la main de chaque personne et chaque personne est entrée dans une transe profonde. Il avait déclaré que si je leur serrais la main, c'est ce qui se passerait, et c'est ce qui s'est passé. Je pensais avoir un grand pouvoir et j'ai essayé. Cela n'a pas marché à la maison, mais cela a marché à l'école à plusieurs reprises et, à force de pratiquer, j'en suis arrivé au point où je pouvais serrer la main d'une personne et créer une hypnose. Je ne comprenais pas pourquoi ça ne marchait pas tout le temps. Ça marchait peut-être la moitié du temps. Mais si vous êtes un petit gars, autour de huit ans, huit ans et demi, et que vous avez, disons cinq personnes ici qui répondent, et cinq personnes qui ne répondent pas, vous vous demandez ce que vous avez fait de bien ici et de mal ici et que vous avez fait la même chose aux deux endroits et ce petit gars veut savoir pourquoi il ne peut pas avoir dix sur dix au lieu de cinq sur dix. D'abord, avant de vous montrer quoi que ce soit, je dois vous montrer la technique que j'ai utilisée quand j'étais petit. C'est ce qui provoquait l'hypnose : je m'approchais du patient et je lui disais : « Je vais vous serrer la main trois fois. La première fois, vos yeux vont se fatiguer. La deuxième fois, ils voudront se fermer, laissez-les faire. La troisième fois, ils se bloqueront ; vous ne pourrez pas les ouvrir. Vous voulez que cela arrive et regardez le faire.
Un, deux, maintenant, fermez vos yeux. Maintenant, trois et ils se verrouillent. Ça ne marche pas, peu importe les efforts que vous faites, et plus vous essayez, moins ça marche. »

_____*******_____

NB : Dave Elman nous explique ici d'où vient sa première induction appelée induction par catalyse. Elle utilise déjà toutes les stratégies hypnotiques de l'hypnose Elmanienne : instructions, anticipation, prévisions et répétitions. Il reprendra cette technique pour enseigner l'hypnose au praticien et montrera que le catalyseur peut ensuite être substitué par n'importe quel déclencheur (une fumée de cigarette, boire un verre d'eau, dire un mot, ou bien ne rien dire...). Le pas suivant est franchi dans sa compréhension de l'hypnose quand il intègre que l'élément extérieur n'a aucune importance dans la réponse intérieure du sujet. Seuls les mots peuvent déclencher la réponse intérieure du sujet, c'est tout le génie et le principe de la DEI qui manifeste des phénomènes hypnotiques par suggestion uniquement.

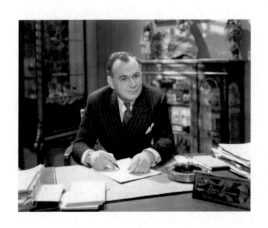

Dave Elman et ses premières expérimentations en hypnose

Nous avions l'habitude de penser que c'était de l'hypnose. Non, messieurs, c'est simplement l'ouverture vers l'hypnose et je vais l'expliquer dans un petit moment. Lorsque j'ai réussi à faire fermer les yeux d'environ cinq personnes sur dix et que je me suis demandé pourquoi je n'y arrivais pas sur les cinq autres, c'est là que j'ai commencé l'étude scientifique de l'hypnose, et je dis que c'était scientifique parce que je suis allé à la bibliothèque - et souvenez-vous, mon père était une célébrité locale dans le domaine de l'hypnose - mais lorsque je suis allé à la bibliothèque et que j'ai commencé à étudier la question, tous les livres disaient qu'il fallait que la personne regarde une lumière. Et bien, je n'avais pas demandé à une personne de regarder une lumière. Est-ce que je l'ai fait regarder une lumière ? Cela se passait dans tout le pays. Partout où je travaillais, je pouvais avoir environ cinq personnes sur dix avec une simple poignée de main, donc je n'avais pas besoin de lumière du tout. Mais tous les livres disaient qu'il fallait une lampe, et je me demandais pourquoi il fallait une lampe.

Mon père m'avait déjà présenté les médecins de la ville qui utilisaient l'hypnose, donc quand je suis allé les voir et que j'ai dit : «Docteur, pourquoi avez-vous besoin qu'une personne regarde une lumière pour l'hypnotiser ? » Ils répondaient : «Ça n'a jamais été expliqué, personne n'a jamais expliqué ça, mais alors personne n'a jamais expliqué l'électricité. Il n'y a tout simplement aucune explication, mais vous devez le faire ». J'ai dit : «Non, Docteur, vous n'avez pas à le faire. Je peux simplement m'approcher d'une personne, lui serrer la main et obtenir une hypnose». Ils m'ont dit de sortir de là parce que j'étais juste un enfant stupide, mais je savais que je n'étais pas stupide. Je recevais l'hypnose. Que faisait la lumière ? Personne n'a été capable de me le dire.

J'ai pensé que la raison pour laquelle je ne pouvais pas obtenir les dix et seulement cinq sur dix avait peut-être quelque chose à voir avec la lumière. Que faisait la lumière ? La seule façon de le savoir était de regarder une lumière, et donc je rentrais chez moi et je regardais des lumières, juste comme ça. Je les regardais pendant deux heures, puis trois heures, et plus encore. Tout ce qui se passait, c'était que mes yeux commençaient à se fatiguer et que j'avais envie de les fermer, mais c'est tout ce qui se passait. Ça ne m'a rien fait, alors je me suis dit : « Si ça ne me fait rien à moi, ça ne fait rien à personne d'autre. Peut-être que tout ce que ça fait à quelqu'un, c'est de rendre ses yeux fatigués et peut-être que les gens sont plus faciles à hypnotiser quand leurs yeux sont fatigués. » Je me suis dit qu'il devait y avoir un moyen plus rapide de fatiguer les yeux que de simplement regarder une lumière. Si tout ce qu'il fait est de rendre les yeux fatigués, alors vous devez être capable de fatiguer les yeux beaucoup plus rapidement qu'en regardant une lumière.

J'ai toujours eu des problèmes avec mes yeux depuis que j'avais la taille d'un canard, et lors de ma visite suivante chez l'ophtalmologue, je lui ai dit : « Dr Rindlaw, pouvez-vous me dire s'il existe un moyen de fatiguer les yeux d'une personne très rapidement ? » Il aurait pu prendre cela pour la question d'un enfant précoce, et sans doute, je l'étais à bien des égards, mais apparemment, il a pris la question au sérieux car il a répondu :
« Et bien, si vous voulez savoir comment faire cela, vous devez savoir comment fonctionne l'œil humain ».
J'ai répondu : « Comment ça marche ? »
Il me l'a expliqué comme suit : « L'œil humain fonctionne par bonds et par fléchettes. Tu regardes là, tu regardes là et l'œil fait des bonds. Vous regardez en haut, vous regardez en bas et l'œil se concentre là, où il se concentre là. Il saute tout ce qu'il y a entre les deux, c'est comme ça qu'il fonctionne. Si vous pouvez l'amener à faire son travail sans sauter, sans faire de bonds, sans faire de dards, vous pouvez fatiguer l'œil humain instantanément. »
J'ai dit : « Eh bien, comment pouvez-vous faire cela ? »
Il a dit qu'il allait me montrer ce qu'il voulait dire, et il a mis sa main sur le côté de mon visage comme ça et il a dit : « Je veux que vous continuiez à regarder droit devant vous, mais du coin de l'œil, regardez ma main. Continuez à la regarder ». Il a ramené sa main en arrière, en me disant de continuer à la regarder. Il l'a ramenée et

le tiraillement que j'ai ressenti sur mes yeux était formidable. Puis il l'a fait dans l'autre sens. Puis il l'a fait de haut en bas.

Je veux que vous fassiez ça. Mettez votre main ici sur le côté. Regardez droit devant vous, mais du coin de l'œil, regardez votre main. Maintenant, ramenez votre main en arrière de votre œil et regardez ce qui se passe. Sentez la tension qu'elle subit lorsqu'elle revient. Pouvez-vous sentir la fatigue de vos yeux ? Faites-le dans l'autre sens maintenant ; faites-le de haut en bas devant votre visage. Sentez-vous ce tiraillement ? Y a-t-il quelqu'un qui ne peut pas sentir ce tiraillement ? Quand il m'a montré cela, il m'a montré quelque chose de magique en ce qui me concerne, car si mes yeux se fatiguent dix fois plus en quelques secondes qu'en regardant une lumière pendant trois heures, je peux fatiguer les yeux de n'importe qui en faisant la même chose. J'ai pu m'approcher de n'importe qui et, en faisant exactement la même chose que le médecin m'avait faite, mais en ajoutant quelques mots différents, j'ai pu obtenir immédiatement un résultat qui, même aujourd'hui, est stupéfiant quand on y pense, la moyenne est passée à neuf sur dix au lieu de cinq sur dix et je veux vous montrer comment j'ai fait.

_____********_____

NB : Cette découverte est extraordinaire car Dave Elman franchit un pas supplémentaire dans son approche de l'hypnose. Pendant plus d'un siècle, l'hypnotiseur utilisait une bougie, un pendule, un objet métallique, etc... pour fatiguer les yeux et induire le sommeil hypnotique. Il comprend que l'on peut fatiguer les yeux encore plus vite et développe alors son induction par poignée de main. Je vous invite à utiliser cette stratégie hypnotique très simple qui permet une entrée en transe instantanée tout en créant immédiatement le rapport.

_____

L'induction par poignée de main

Chaque personne, pour être hypnotisée, doit avoir cette phase particulière de l'hypnose, et je vais vous montrer ce que c'est. C'est le point de départ de l'hypnose, mais ce n'est pas de l'hypnose. Je vais faire le tour de la pièce et vous montrer la fermeture des yeux que vous aurez tous à moins que vous ne vous disiez : « Je n'en veux pas. » Ou à moins que la peur ne soit présente ; la peur vous empêchera de l'obtenir. Rien d'autre ne vous empêchera de l'obtenir. Ça et la résistance. Donc, ne résistez pas et vous l'obtiendrez très facilement.

Regardez la main descendre, fermez les yeux. Détendez les muscles de vos yeux jusqu'à ce qu'ils ne clignent plus et quand vous êtes sûr qu'ils ne cligneront plus, jusqu'à ce qu'ils ne fonctionnent plus, changez d'avis, vous pouvez le sentir. Quand vous etes sûr qu'ils ne marcheront pas, testez-les bien. C'est ça. Vous pouvez le sentir jusqu'au bout.

Fermez les yeux, détendez-vous jusqu'à ce qu'ils ne marchent plus, et quand vous êtes sûr qu'ils ne marchent plus, vous devez vous assurer qu'ils ne marchent plus. C'est ça. Fermez les yeux, détendez-vous jusqu'à ce qu'ils ne fonctionnent plus, et quand vous serez sûr qu'ils ne fonctionneront plus, vous devrez vous assurer qu'ils ne fonctionneront plus. Testez-les à fond. Maintenant, changez d'avis et voyez à quel point ils sont prêts à fonctionner.

Immédiatement, j'ai fait passer le pourcentage de cinq à environ neuf ou dix. C'était phénoménal et comme je commençais à travailler de plus en plus avec l'hypnose, il n'a pas fallu longtemps pour que je voyage à travers le pays en tant qu'hypnotiseur le plus jeune et le plus rapide du monde. Des opérateurs professionnels de longue date me regardaient et disaient : « Ce gamin fait des choses impossibles à faire. » Mais je travaillais à partir de mes connaissances, et comme je ne leur expliquais pas comment je les obtenais, ils ne savaient pas comment je les obtenais. Ils m'ont simplement appelé « l'enfant prodige » et n'ont rien dit. Vous avez vu comment on obtient le premier stade de l'hypnose, le point d'entrée de l'hypnose.

_____********_____

NB : Cette induction appelée handshake induction (induction par poignée de main) sert d'élément de base au début de la Legacy induction, qui est la forme primitive de la DEI. Puis ensuite, Dave Elman a compris que la façon la plus rapide pour obtenir la fermeture des yeux était de dire simplement « fermez les yeux » !

Dave Elman note très justement que ce n'est pas l'hypnose mais le point d'entrée de l'hypnose. On a ouvert la porte d'entrée pour que le sujet aille en transe mais tout le travail commence ensuite. De nos jours, on voit fleurir nombres de formations sur les inductions rapides instantanées mais l'induction n'a aucun intérêt en hypnose, c'est juste la 1e suggestion acceptée par le sujet pour aller en transe (personnellement je n'utilise pas d'inductions au sens classique du terme pour faire de l'hypnose quotidiennement). Tout le travail commence après pour obtenir la profondeur de la transe et faire ensuite le travail en hypnose opératoire médicale ou thérapeutique. Historiquement il y a une filiation directe entre hypnose elmanienne, l'école de Nancy et les imaginationnistes. Ils n'utilisaient que des inductions rapides ou instantanées, conscients du fait, que ce n'était qu'une étape négligeable du processus de la transe. Quelques fausses idées à balayer : une induction rapide ou instantanée détermine une transe profonde (FAUX) une induction classique détermine une transe profonde (FAUX) une induction rapide ou instantanée est intrusive (FAUX), obtenir de la transe profonde prend du temps (FAUX)

_____

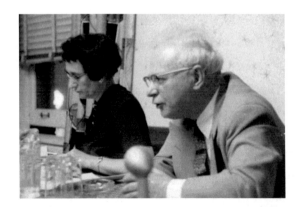

Définition de l'hypnose selon Elman

Ce que vous venez de voir n'est pas de l'hypnose et laissez-moi vous dire ce que je veux dire. Partout ailleurs, ceux d'entre vous qui ont suivi d'autres cours savent qu'on vous dit qu'une fois que vous avez obtenu la fermeture des yeux, vous l'avez, à partir de là, dans sa facilité. C'est en grande partie vrai, mais ce n'est pas de l'hypnose. Regardez ce qui est arrivé à chacun d'entre nous qui a obtenu la fermeture des yeux tout à l'heure, nous avons fermé nos yeux et nous avons dit : « Je ne peux pas ouvrir mes yeux. »
Pendant tout ce temps, il y avait quelque chose ici, au fond de notre esprit, qui disait « Dave Elman, toi aussi tu peux ouvrir les yeux ! Vas-y et ouvre-les ».

« Non, je ne peux pas les ouvrir. Vous voyez, j'essaye aussi fort que d'habitude. Je ne peux pas les ouvrir, j'utilise les mêmes muscles et ça ne marche pas ». Cette chose dans mon esprit, dans votre esprit disait « Vous pouvez ouvrir ces yeux quand vous le voulez. Allez-y, ouvrez-les ». A la minute où vous avez laissé cette chose au fond de votre esprit prendre le dessus, les yeux se sont ouverts. Chacun d'entre vous a ressenti ce sentiment, n'est-ce pas ? Quelle était cette partie de votre esprit qui vous disait que vous pouviez ouvrir ces yeux quand vous le vouliez ? C'était votre sens du jugement. Mon sens du jugement dit que je peux ouvrir mes yeux, je peux fermer mes yeux. Je peux ouvrir mes yeux, je peux fermer mes yeux. Maintenant, je ferme les yeux et mon sens du jugement me dit : « Vous pouvez ouvrir les yeux », et je dis : « Non, écoutez, j'essaie et je ne peux pas, vous voyez ? » Il n'y a rien d'anormal dans mon sens du jugement, je ne fais que contourner ce sens du jugement ou ce que j'appelle le facteur critique de mon esprit. Dès que je laisse le facteur critique revenir et prendre le dessus, les yeux s'ouvrent comme ça. N'est-ce pas le cas ? Chacun d'entre vous n'a-t-il pas eu ce même sentiment ? Ce facteur critique est très important, car dès que vous le contournez, vous laissez l'esprit ouvert à la pensée sélective et la pensée sélective que vous avez établie est l'hypnose. Par conséquent, l'hypnose se compose de deux parties. D'abord, le contournement du facteur critique. Deuxièmement, l'établissement d'une pensée sélective. Et vous n'avez pas de pensée sélective simplement parce que vous avez les yeux fermés comme ça et que vous dites « je ne peux pas les ouvrir », vous n'êtes pas hypnotisé. Vous avez simplement contourné le facteur critique, mais il n'y a pas encore d'hypnose. L'hypnose se produit lorsque les suggestions sont données, alors vous avez l'hypnose complète.

_____********_____

NB : Dave Elman nous fournit ici une explication du processus psychologique du contournement du facteur critique. Avec le conflit conscient subconscient dans le cas de la catalepsie des paupières, il illustre parfaitement cette voix intérieure qui analyse et juge. C'est la première partie de la définition de l'hypnose mais pour avoir l'hypnose complète, il faut ensuite donner la suggestion, établir la pensée sélective. Dave Elman emploie ce terme pour ne pas employer un terme trop connoté hypnose auprès des patients. Rappelons alors que dans les années 50, aux USA, l'hypnose a encore mauvaise presse auprès de l'opinion publique. D'autre part, le terme employé est une référence au monoïdéisme de Braid. En hypnose, on peut attacher l'esprit de l'individu à une seule idée, par exemple la détente, par exemple l'anesthésie, par exemple le fait de se libérer d'une addiction, par exemple le fait de ne plus avoir une phobie, etc…

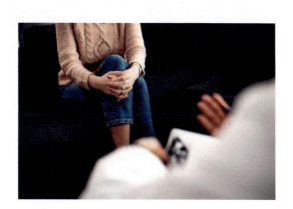

Le discours préalable

Laissez-moi vous montrer à quelle vitesse vous pouvez obtenir cet état sur vos patients, si vous savez comment vous y prendre. Tout d'abord, il existe une bonne et une mauvaise approche de l'hypnose. Si vous utilisez la mauvaise approche, vous n'y arriverez pas, car vous ne ferez que créer de la résistance, et la résistance ne vous aidera pas du tout ; lorsque vous essayez d'hypnotiser quelqu'un, c'est votre plus grand ennemi. Comment l'aborder de la bonne façon ? Et quelle est la mauvaise façon de l'aborder ? Et bien, par exemple, si je m'approchais de n'importe qui dans cette pièce en ce moment même et que je lui disais «Je vais vous hypnotiser », j'aurais environ 30 à 40 % de réussite et environ 70 % d'échec, c'est dire la résistance que cela susciterait. Par contre, si je faisais la bonne approche, comme vous l'avez vu, il n'y avait pas une seule personne qui n'arrivait pas à fermer les yeux et il n'y aurait pas une seule personne qui n'arriverait pas à obtenir l'hypnose, à condition que je fasse la bonne approche. Je veux vous enseigner la bonne approche. Maintenant, quelle est la bonne approche du patient ? Juste ceci : tu n'utilises pas le mot hypnose. Vous donnez au patient le bénéfice de l'état sans jamais utiliser le mot. Pourquoi devriez-vous utiliser ce mot et générer la peur qu'il engendre ? Il suffit de ne pas utiliser le mot hypnose et vous pouvez bénéficier des avantages de l'hypnose sans jamais dire ce que c'est. Et bien, vous pourriez dire, attendez une minute, peut-être que ce n'est pas du cricket. Est-ce que vous leur dites ce qu'il y a dans chaque prescription que vous écrivez ? Pourquoi les ordonnances étaient-elles écrites en latin à l'origine ? Pour que le patient ne sache pas ce que vous lui donnez. C'est la prémisse de toute la médecine, les prescriptions originales étaient en latin. Ne laissez pas le patient savoir ce qu'il reçoit, car si le patient savait ce qu'il reçoit, il y a de fortes chances que ses propres pensées l'empêchent de tirer un quelconque bénéfice du médicament. Les premiers praticiens le savaient et ils ont donc enseigné le latin pour que les ordonnances puissent être rédigées en latin et, même aujourd'hui, lorsque vous donnez une ordonnance, elle a probablement été préparée très soigneusement par les pharmacies et autres et contient de nombreux ingrédients très utiles, dont vous connaissez l'utilité, mais nommez-vous les ingrédients contenus dans l'ordonnance que vous donnez au patient? Rarement, voire jamais, vous ne le feriez. Je pense que sur la même base, vous n'avez pas à leur dire que vous leur donnez de l'hypnose, mais vous pouvez leur donner les avantages de l'hypnose tout comme vous leur donnez les avantages de n'importe quel médicament.

_____********_____

NB : La spécificité de l'hypnose de Dave Elman est de ne pas parler d'hypnose au patient mais de relaxation médicale. Comme je le disais, dans les années 50, aux USA, l'hypnose a encore mauvaise presse auprès de l'opinion publique. Donc Dave Elman enseigne et parle de relaxation médicale aux praticiens, aux patients, mais cette hypnose et son induction n'a rien de commun avec l'induction par relation progressive ou bien une séance de relaxation car on vise une transe profonde somnambulique. En ne prononçant pas le mot hypnose, on obtient l'état sans créer les inhibitions. Aujourd'hui la situation est différente car l'hypnose a plutôt bonne presse globalement. Mais on constate encore des résistances ou des inhibitions qui viennent encore de la fausse idée que se font les gens voyant des spectacles d'hypnose. Ils gardent en mémoire cette notion d'une perte de contrôle et d'une obéissance servile. Dans certains cas, on peut utiliser si on sent des résistances ou bien on a peu de temps pour un discours préalable, cette technique d'élan et à l'issue de la séance, on dit au patient que cette relaxation médicale est une technique qui vient de l'hypnose médicale et qu'il pourra en bénéficier la prochaine fois.

_____

Démonstration avec l'induction par poignée de main

Laissez-moi vous montrer la bonne approche du patient. Voici un homme qui a exprimé son scepticisme par rapport à l'hypnose et sa peur, je voudrais d'abord travailler avec lui. Voulez-vous venir, s'il vous plaît ? Vous voyez, ce qui est drôle, c'est que s'il suit les ordres, il doit lui arriver la même chose qu'à n'importe qui d'autre dans le monde. Et il suit les ordres consciencieusement. Il n'y a pas de scepticisme en ce qui concerne les ordres. Maintenant, regardez la main, s'il vous plaît. Je vais laisser la main descendre. Maintenant, fermez les yeux. Détendez vos muscles oculaires jusqu'à ce qu'ils ne fonctionnent plus, et quand vous êtes sûr qu'ils ne fonctionnent plus, testez-les pour vous assurer qu'ils ne fonctionnent plus. Ne soyez pas sûr qu'ils fonctionneront ; soyez sûr qu'ils ne fonctionneront pas. Assurez-vous qu'ils ne fonctionneront pas. Contournez ce facteur critique, testez-les pour être sûr qu'ils ne fonctionneront pas. C'est ça. Restez comme ça. Laissez cette sensation de relaxation que vous avez dans les muscles des yeux, descendre... Non, non, restez comme ça.

Le patient : « Je n'ai pas encore eu cette sensation ».

OK, fermez vos yeux. Fermez vos yeux. Détendez ces muscles des yeux jusqu'à ce qu'ils ne fonctionnent plus. Ne les testez pas tout le temps. Une fois que vous avez testé, laissez tomber. Restez comme ça maintenant. Laissez ce sentiment de relaxation descendre jusqu'à vos orteils. Je vais lever votre main et la laisser tomber, et si vous avez vraiment suivi les ordres et que vous vous êtes détendu, cette main sera comme un chiffon mouillé et mou. Laissez-la faire. Regardez ça. Regardez quelle belle relaxation nous avons à ce stade. C'est la chose que je veux vous montrer. A ce stade, nous n'avons pas d'hypnose. C'est un état pré-hypnotique, et tout homme qui a été mon étudiant le sait. Je veux vous montrer ce que vous pouvez faire avec un état pré-hypnotique.
Y a-t-il un dentiste dans ce groupe, ici, devant, quelque part ? Venez s'il vous plaît, docteur. Je n'ai donné aucune suggestion

d'aucune sorte, n'est-ce pas ? Mais regardez ce qui se passe à la suite de ceci. Ouvrez votre bouche. La peur a disparu. (Test du dentiste avec une sonde sur la gencive).

Le patient : « Ça fait mal »

Maintenant, fermez les yeux. Détendez-vous. Docteur, je ne vous ai donné aucune suggestion, mais il y a déjà eu un grand changement dans votre seuil, vous ne le réalisez peut-être pas mais il y en a eu un. Je vais vous faire ouvrir les yeux maintenant et je vais vous faire sentir ce test à un niveau normal. Laissez-le ressentir ce que vous venez de faire à un niveau normal. Allez-y doucement avec lui. Vous voyez ce que je veux dire. Avez-vous remarqué à quel point c'est plus rapide ? Maintenant, regardez la différence quand on ajoute l'hypnose. Voici le même homme, sceptique, effrayé. Et vous voyez que la peur est là. Je veux vous montrer ce que fait l'hypnose. Regardez la main descendre, fermez les yeux et détendez vos muscles oculaires jusqu'à ce qu'ils ne fonctionnent plus. Je vais tester la main pour voir si la relaxation est là et maintenant, Docteur, le dentiste va faire le même test et rien de ce qu'il fera ne vous dérangera. Vous ne le sentirez pas. Vous saurez qu'il travaille là, mais c'est tout et vous ne sentirez rien. Vous saurez simplement qu'il travaille là. Ouvrez votre bouche et observez la différence maintenant, mesdames et messieurs. Vous la voyez ? Vous la voyez ? Le même patient qui était rempli de peur ne ressent plus rien maintenant. Il sait que le dentiste travaille ici. Vous voyez ce que je veux dire, docteur ? Messieurs, avez-vous appris quelque chose de cela ? Je voulais juste que vous voyiez que l'état préhypnotique est un état avec lequel vous pouvez travailler. Merci, docteur. Rappelez-vous, il y avait la peur. Vous avez vu la peur, et vous avez vu que lorsque nous n'avons pas ajouté l'hypnose, nous avons juste eu l'état pré-hypnotique, son seuil a été considérablement modifié juste par cela. Mais, à la minute où nous avons ajouté la pensée sélective, il n'a rien ressenti, et vous ? Vous n'avez rien senti du tout quand il a fait ce test ? C'est exact, tout ce que vous pouviez sentir était le toucher.

_____********_____

NB : Dans sa démonstration et son apprentissage de l'hypnose, Dave Elman commence par enseigner un état de transe léger, un état pré hypnotique. Il veut déjà montrer que cet état de transe donne une première relaxation du corps qui dissipe le stress et la peur, mais que si on ajoute la suggestion (« rien de ce qu'il fera ne vous dérangera. Vous ne le sentirez pas. Vous saurez qu'il travaille là, mais c'est tout et vous ne sentirez rien. ») on obtient instantanément le phénomène hypnotique d'hypno analgésie. On a réalisé de l'hypnose car on a bien respecté les deux temps : contournement du facteur critique et mise en place de pensées sélectives. Cette définition de l'hypnose s'applique en hypnose Elmanienne à tous les niveaux de la micro dynamique (art de la suggestion) et de la macro dynamique de la transe (format en hypnose)

_____

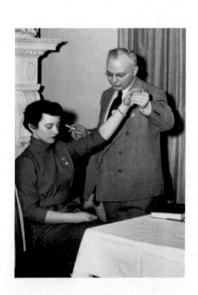

Utilisation de cette technique pour un autre test

Maintenant, messieurs. Vous avez vu l'état pré hypnotique et vous avez vu qu'il vous est utile, mais je me fiche de savoir si vous obtenez une véritable hypnose la première semaine ou non. Vous obtenez la relaxation, et vous allez être capable de faire des choses avec la relaxation que vous n'auriez jamais cru possibles. Rappelez-vous, j'ai pris l'homme le plus sceptique de cette assemblée, en le choisissant. Prenons un autre homme qui est élégamment très sceptique par rapport à l'hypnose. Voulez-vous venir, s'il vous plaît? Je veux que vous voyiez que je ne prends pas les choses qui sont faciles. Ce sont les cas pour lesquels vous vous diriez : « Oh là là, il vaut mieux ne pas l'utiliser, on ne peut pas obtenir de résultats là ». C'est absurde, vous prenez juste ceux qui ont l'air difficiles et vous obtiendrez des résultats magnifiques.

Regardez la main descendre, fermez les yeux. Détendez ces muscles oculaires jusqu'à ce qu'ils ne fonctionnent plus et quand vous êtes absolument sûr qu'ils ne fonctionnent plus, Docteur, testez-les et assurez-vous qu'ils ne fonctionnent plus. Restez comme ça. Je vais vous demander de laisser cette sensation de relaxation descendre jusqu'à vos orteils, puis je vais lever votre main et la laisser tomber. Je veux que cette main soit comme un chiffon humide, complètement détendue. Maintenant, regardez, là. Je ne sais pas dans quelle mesure, mais lui-même, en tant que médecin, sait que lorsqu'il est détendu comme ça, il ne ressent pas les choses à un niveau normal. Est-ce exact, docteur ? Vous pouvez le dire, n'est-ce pas ? Bien sûr. Maintenant, à quel point le seuil de sensibilité a-t-il été modifié ? Je ne sais pas, mais nous allons le découvrir. Laissez-le voir par lui-même ce qu'il a fait à son seuil.

Docteur, pourriez-vous venir et faire ce test du talon d'Achille ? Il y a le test du talon d'Achille, qui est un test utilisé en podologie qui est considéré comme un test très douloureux et bien, vous pourriez généralement le faire sauter au plafond avec. A quel point avez-vous eu envie de sauter au plafond, Docteur ? Ça ne vous a pas gêné du tout, n'est-ce pas ?

Vous venez de voir un test effectué avec un minimum de suggestion, mais maintenant, si j'ajoute une suggestion à ce stade - c'est de la pensée sélective dont je parle - alors il ne ressent rien. C'est-à-dire qu'il peut sentir que quelqu'un est là, mais même le test que vous avez fait, Docteur, il ne sentirait pas le test autant que vous l'avez fait sentir si je lui avais simplement dit : « Maintenant, il va faire un petit test sur vous, ça ne vous dérangera pas du tout, vous ne le sentirez pas, vous saurez qu'il est là, ça ne vous dérangera pas du tout ». Vous pourriez faire le même test, et il ne le sentirait pas autant qu'avant.

Docteur, je veux que vous ouvriez les yeux et que vous réalisiez à quel point vous vous sentez bien. Ouvrez les yeux. Comment vous sentez-vous ? Bien, une sensation agréable, n'est-ce pas ? Est-ce que ça ne jette pas le scepticisme par la fenêtre, docteur ? Bien sûr que si. Il vous a fait un très bon test, je sais que cet homme connaît ce test.

Le patient : « Ça n'a pas fait mal. »

Ça n'a pas fait mal du tout, non ? En fait, une personne ordinaire qui passe ce test particulier va toucher le plafond. J'aime autant ce test que l'encoche supra-orbitale. Je ne pense pas que vous sentiez plus dans l'encoche supra-orbitaire que vous ne le sentez là. Nous allons maintenant avoir votre attention pour la pratique réelle.

_____********_____

NB : A nouveau Dave Elman prend un patient qui a des résistances et montre qu'avec une technique très simple à réaliser, l'induction par poignée de main avec une suggestion, on produit un état léger d'hypnose qui donne déjà une acceptation des suggestions et des résultats. La transe profonde qu'il développe ensuite avec la DEI et d'autres techniques ne permet en fait que d'amplifier cet état. L'hypnose n'est pas une fin en soi mais un moyen de catalyser et d'amplifier le subconscient. On obtient alors des réponses physiologiques et psychologiques étonnantes car on a accès aux fonctions automatiques du corps et de l'esprit sans interférence de l'esprit conscient.

_____

Approcher le patient chez le dentiste par exemple

Mes amis, ce que j'ai fait, c'est vous montrer qu'il n'est pas nécessaire d'atteindre un état très profond pour que ce que nous enseignons soit très utile dans un cabinet médical ou dentaire, mais maintenant, je veux vous montrer comment approcher le patient. Vous pouvez approcher un patient correctement et vous pouvez approcher un patient incorrectement. Si vous approchez un patient de manière incorrecte, vous n'aurez aucun succès. Si vous approchez le patient correctement, il y a de fortes chances que vous réussissiez très bien. Pour cela, prenons vous, Docteur. Je ne prends pas des gens qui sont ce que l'on appelle des « sujets faciles » ou quelque chose de ce genre. Je vous assure que cet homme était le plus grand sceptique de la classe, que cet homme était le deuxième et que cet homme était le troisième et il a eu une belle fermeture des yeux. Il l'a fait magnifiquement. Mais je veux montrer l'approche du patient. Voici le patient, nous dirons dans le cabinet dentaire. Combien de dentistes avons-nous ici ce soir ? Voici votre approche du patient :

« Chaque fois que vous venez au cabinet, je remarque à quel point vous êtes tendu et lorsque vous vous asseyez sur le fauteuil dentaire, vous devez ressentir davantage les choses, car c'est la nature de la tension, n'est-ce pas ? Si je pouvais vous apprendre à vous détendre, alors votre visite dans ce cabinet serait très facile, et je pense que vous le savez. Aimeriez-vous profiter d'une visite chez le dentiste détendu pour une fois ? Je vais vous montrer comment vous détendre. Prenez une longue et profonde inspiration. C'est tout. Maintenant, laissez-moi votre main, regardez cette main descendre. Maintenant, fermez vos yeux. Détendez ces muscles oculaires jusqu'à ce qu'ils ne fonctionnent plus, et quand vous êtes sûr qu'ils ne fonctionnent plus, testez-les et assurez-vous qu'ils ne fonctionnent plus. C'est bien ça. Maintenant, restez comme ça et laissez la sensation de relaxation que vous avez dans les muscles oculaires descendre jusque dans les orteils. Je vais prendre votre main et la laisser tomber, et si vous êtes vraiment aussi détendu que vous devriez l'être, elle se posera comme un chiffon humide.

Regardez cette relaxation, il a une belle relaxation. Maintenant, docteur, nous allons poursuivre notre traitement dentaire et rien de ce que nous ferons dans ce bureau ne vous dérangera ou ne vous perturbera à partir de maintenant. Vous saurez que je travaille ici mais vous vous accrocherez à cette relaxation et vous ne sentirez rien. Rien ne vous dérangera. Vous saurez que nous travaillons là-bas, mais c'est tout. »

_____********_____

NB : Tout l'art hypnotique de Dave Elman est dans le pragmatisme. Pas de discours préalable mais une simple introduction à l'intérêt de la relaxation médicale pour le soin, il fixe le cadre et enchaine immédiatement avec l'induction par poignée de main. Il veut montrer aux praticiens que l'hypnose doit être simple, rapide et reproductible pour pouvoir s'intégrer au cabinet quotidiennement.

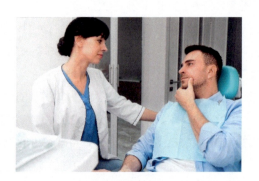

Gestion de la transe yeux ouverts-yeux fermés

Maintenant, vous continuez votre travail. Cela vous a pris environ 30 secondes pour tout faire, mais vous obtiendrez un résultat si rapide que vous pourrez faire deux ou trois fois plus de travail que vous ne le feriez normalement, parce que le patient n'est pas penché en arrière comme ceci ou cela... Supposons que vous ayez un travail assez difficile à faire, vous pouvez leur donner une anesthésie maintenant si vous n'avez pas assez confiance en vous pour pouvoir le faire sans anesthésie. Donnez-lui de la novocaïne, de la xylocaïne ou tout autre produit que vous utilisez et vous verrez qu'il ne s'y opposera pas du tout et que vous aurez un patient beaucoup plus docile. Maintenant, nous en avons fini avec le traitement dentaire ? Nous les gardons dans cet état. Ce que les dentistes doivent savoir, c'est que même s'il ouvre les yeux - parce qu'il doit ouvrir les yeux pour utiliser le cuspidor, il doit ouvrir les yeux pour que vous lui montriez les différentes choses que vous voulez faire pour lui et ainsi de suite - vous pouvez dire : « Je veux que vous ouvriez les yeux, que vous vous rinciez la bouche, que vous utilisiez ce crachoir, que vous vous débarrassiez de ces débris. Et quand vous vous pencherez en arrière, vous serez plus détendu que jamais ». Et le patient se penche en arrière, et il se détend plus que jamais et il a un état d'hypnose magnifique. Le fait qu'il ouvre ses yeux, vous pourriez dire « Oh, j'ai perdu l'état d'hypnose ». Mais ce n'est pas le cas.
Fermez les yeux à nouveau, Docteur. Il est de retour dans l'état d'hypnose, et je vais vous le prouver. Regardez cette main. Vous voyez ce que je veux dire ? Les dentistes ont tellement peur qu'il ouvre les yeux et qu'ils doivent tout recommencer. C'est absurde, vous n'avez pas à tout recommencer, vous reprenez là où vous vous êtes arrêté. Vous avez la transe toute entière. Vous vous en rendrez compte au fur et à mesure que nous travaillerons. Quand j'en ai eu fini avec lui, je lui dis : « Fermez les yeux, docteur. Fermez les yeux à nouveau, je vais le faire. Je vais vous demander d'ouvrir les yeux et quand vous le ferez, votre bouche va être merveilleuse et vous vous sentirez mieux que vous ne l'avez été de toute la journée. Ouvrez les

yeux et remarquez comme vous vous sentez bien. Comment vous sentez-vous ? «

Le patient : « Avez-vous fait quelque chose à ma bouche ? »

Non, je n'ai rien fait ! Mais je vais vous montrer quelque chose. Fermez les yeux encore une fois et je vais vous montrer. Détendez-vous, comme vous l'étiez. Maintenant, on va avoir des dentistes. Fermez les yeux, C'est absolument stérile. Et voilà. Allez-y, faites le test de la sonde gingivale et vous verrez qu'il ne sentira plus rien. Il dira qu'il travaille ici, mais c'est tout. Que ressentez-vous ?

Le patient : « Juste quelque chose, rien de sensible. »

Messieurs, vous avez vu ce qu'il a fait ? Il l'a laissé planter la sonde, depuis votre zone gingivale. N'est-ce pas correct ? N'est-ce pas là que vous l'aviez ? Bien sûr. Et la zone gingivale est une zone assez sensible de la bouche, docteur. Et vous monteriez au plafond dans des circonstances ordinaires s'il avait fait ça. Je veux vous montrer que vous êtes comme tout le monde. Tout le monde est réceptif à ça si vous le réalisez quand vous travaillez avec eux.

_____********_____

NB : Dave Elman fait une démonstration très intéressante en montrant que le fait que le patient ouvre ou ferme les yeux ne gêne en rien la qualité de la transe. Sans en dévoiler davantage et expliquer le principe du fractionnement qui viendra dans les cours suivants avec la DEI, il montre que l'on peut faire ouvrir les yeux du patient pour le faire rincer, parler, déplacer d'une pièce à l'autre et revenir à son état de transe sans avoir à tout recommencer l'induction. Il suffit juste de donner la suggestion « comme les yeux se referment vous retournez dans cet état d'hypnose ».

Applications à d'autres spécialités médicales

En Dermatologie

Amis... maintenant, ne partez pas, Docteur, parce que je veux que vous travailliez sur le prochain patient. J'aimerais savoir, avant de commencer à pratiquer, quelles sont les différentes spécialités des hommes. Combien de gynéco avons-nous ici ? Un seul dans toute la pièce ? Trois ? Trois. D'autres spécialités sont-elles représentées ? Combien y en a-t-il en chirurgie ? Trois en chirurgie. Par ici. Y a-t-il d'autres spécialités ? L'orthopédie.

Praticien : « Je fais de la dermatologie ».

Bien, docteur. Quand vous arrivez, dites dans quelle spécialité vous êtes. Parce que dans certaines spécialités, il y a des informations que nous pouvons vous donner dès le début qui vous aideront, je pense, beaucoup à démarrer. Voulez-vous venir, s'il vous plaît ? Il a travaillé sur vous, donc vous travaillez sur lui. Et vous êtes en dermatologie ? Docteur ? Commencez comme s'il était un patient dans votre cabinet venant pour, disons, un traitement dermatologique douloureux et vous voulez rendre ce traitement facile pour lui.

Praticien : « Nous allons enlever un grain de beauté de sa lèvre inférieure. Vous voulez que j'y aille ? »

Utilisez la même approche que moi et ne vous inquiétez pas si je vous arrête parce que vous êtes le premier arrivé, et le premier arrivé reçoit toujours le plus de critique, vous le savez. Vous avez l'air de bien vous débrouiller, alors maintenant vous savez ce qu'il faut faire pour le prochain patient

Praticien : « Docteur, voulez-vous que j'enlève ça de votre lèvre ? Est-ce qu'on vous a déjà enlevé un de ces trucs avant ? Pensez-

vous que ça va faire mal ? Eh bien, je pense que si vous vous détendez, nous pouvons le faire sans vous faire mal. »
Maintenant, Docteur, puis-je faire une petite suggestion ? N'utilisez jamais le mot « blesser" quand vous utilisez l'hypnose. Blesser, douleur, couteau, aiguille, pointu, incision, points de suture ou tout autre mot qui implante une image de douleur, laissez tomber. Utilisez une autre phrase comme « Je pense que nous pouvons le faire sans rien sentir du tout », ou quelque chose comme ça. Ou « sans que cela vous gêne un peu », mais n'implantez pas une image de douleur parce que vous les rendez très suggestibles si vous travaillez avec ce mot et que votre mot a créé une image. Vous voyez ce que je veux dire? Donc, faites attention à votre formulation au tout début.

Praticien « Maintenant, si vous vous détendez nous pouvons le faire d'une manière très agréable. Essayez de vous laisser aller. Lorsque je descends mes mains sur vos yeux, laissez vos yeux se fermer. Descendez-les. Maintenant, fermez-les. C'est bien. Gardez-les fermés. Assurez-vous qu'ils sont fermés. Vérifiez que vous ne pouvez pas les ouvrir. Testez vos yeux et soyez sûr qu'ils ne s'ouvrent pas. N'est-ce pas une sensation agréable ? N'est-ce pas une sensation agréable ? Laissez cette sensation se répandre dans tout votre corps, jusqu'au bout de vos orteils. N'est-ce pas agréable ? Maintenant, docteur... »

Non, vous ne faites pas encore de test, Docteur. Donnez-lui une suggestion avant de le faire. Restez complètement détendu, nous allons faire un petit test ici avec une pince, et vous ne la sentirez pas ou ne la remarquerez pas. Et il ne la remarquera pas, parce que maintenant vous savez où se trouve son seuil. Regardez, ce seuil a pratiquement disparu, donc vous savez qu'il ne va pas la sentir comme il le ferait normalement. Nous allons juste faire un petit test ici. Restez détendu. Ne vous sentez vous pas bien ?
Maintenant, je veux que vous voyiez ça et je veux que vous remarquiez à quel point il ne la remarque pas. Vous voyez ? Maintenant, vous savez que normalement, Docteur, cela ferait qu'une personne... Mais combien l'a-t-il ressenti ? Très peu, car son seuil a été tellement altéré.

Remarquez comme vous vous sentez détendu et tout ira bien. C'était un excellent entraînement pour une première fois, docteur. Mais quand vous aurez l'enregistrement que nous vous donnons et les grandes lignes ce soir. Je veux que vous preniez le disque et les grandes lignes et que vous étudiez les pensées derrière les mots et je pense que vous vous en sortirez bien.

_____********_____

NB : Dave Elman lors de cette première session a affaire à des praticiens qui n'ont jamais fait d'hypnose. D'entrée de jeu, il les sensibilise à la sémantique, aucun mot qui évoque une image négative de peur, stress, douleur dans l'esprit du patient. Il insiste bien sur les deux éléments de l'hypnose, franchir le facteur critique et donner la suggestion.

En Dentisterie

Maintenant, docteurs. Passons à l'homme suivant. Et vous, docteur ? On peut travailler avec vous ensuite ? Je veux que vous travailliez avec lui maintenant. Dans quelle branche êtes-vous ? Dentiste ? Très bien. Maintenant, travaillez avec lui comme s'il était un nouveau patient dans votre cabinet, ou pas un nouveau patient, il peut être un ancien patient, mais utilise la même approche que j'ai utilisée.

Praticien : « J'ai remarqué dans le passé que vous étiez stressé. Vous aimeriez que ce soit fait et que ce soit agréable ? Si je pouvais vous montrer une méthode pour vous détendre et cela vous plairait-il ? Prenez une longue et profonde respiration. »

C'est la première chose à faire.

Praticien : « Regardez mes doigts avec vos yeux. Laissez-les se fermer, suivez-les jusqu'en bas. Maintenant, laissez ce bon sentiment vous traverser tout entier, jusqu'à vos orteils.

Détendez les muscles des yeux jusqu'à ce qu'ils ne fonctionnent plus, c'est une phrase très importante à mettre là-dedans. »

Praticien : « Détendez ces muscles oculaires jusqu'à ce qu'ils ne fonctionnent pas, et quand vous êtes sûr qu'ils ne fonctionnent pas, testez-les pour voir s'ils fonctionnent. »

Ils ne fonctionneront pas.

Praticien : « Ils ne fonctionneront pas. »

C'est ça.

Praticien : « Maintenant, je vais lever votre main et la laisser tomber et je veux qu'elle soit aussi molle qu'un chiffon. »
Une fois suffit, parce que c'était très mou, n'est-ce pas ? Vous n'avez pas besoin de le faire deux fois. Si vous savez qu'il est mou, ne faites jamais un deuxième test, car cela lui ferait craindre qu'il ne soit pas détendu. Vous n'avez pas besoin de le tester deux fois. Une fois suffit. Maintenant, vous ajoutez votre pensée sélective : « Je vais vous soigner et vous resterez détendu comme ça et ça ne vous dérange pas du tout ».

Praticien : « Je vais faire mon travail sur vous et vous allez rester détendu comme ça et ça ne vous dérangera pas du tout ».
Voulez-vous faire un petit test ici ? Nous allons être à court d'outils ici, mais d'accord, prenez celui-là. Remarquez ceci, mes amis, parce que je veux que vous voyiez qu'ici un peu de pensée sélective est bonne et remarquez où va le seuil. Cela vous étonne, n'est-ce pas ? Et ce seuil a pratiquement disparu ! Maintenant, Docteur, vous pourriez faire tout votre travail dentaire sur lui, et la chose étrange à ce sujet est que tout dentiste ici sait que la personne la plus difficile à anesthésier est le dentiste. Messieurs, vous le savez, les dentistes détestent les soins dentaires pour eux-mêmes, en règle générale, parce qu'ils y travaillent toute la journée et qu'ils voient d'autres personnes en avoir peur et que cela leur fait mal, et ainsi de suite, ils sont donc très difficiles à anesthésier, et pourtant vous avez pratiquement obtenu un état très profond instantanément, vous

voyez ? Maintenant, quand vous voulez qu'il ouvre les yeux, quand vous avez terminé le traitement dentaire, comment allez-vous le faire sortir de son état ?

Praticien : « *Nous avons terminé pour aujourd'hui, et je veux que vous ouvriez les yeux. Vous allez vous sentir mieux que vous ne l'avez été toute la journée. Ouvrez vos yeux.* »

Que ressentez-vous, Docteur ?

Patient : « *Vous voulez dire en termes de douleur ? Je n'ai rien senti.* »

_____********_____

NB : Dave Elman dans ses démos insiste toujours sur la connaissance de l'hypnose aussi bien vues de l'extérieur que vues de l'intérieur. La notion de seuil particulièrement qui indique le niveau de transe obtenu avec un induction si simple en apparence. Dans la mesure où la pensée sélective est acceptée par le subconscient, il faut comprendre que l'hypno analgésie est instantanée.

_____

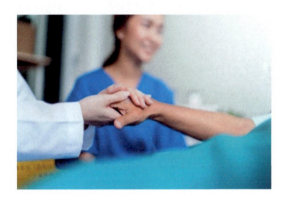

Signes de l'hypnose

Bien, rappelez-vous que si ça ne s'arrête pas, vous fermez à nouveau ses yeux et vous lui dites qu'il se sentira merveilleusement bien quand vous lui ferez ouvrir les yeux. Recommencez. Très bien, très bien fait, docteur. Supposons que vous preniez le prochain homme, pouvez-vous venir, docteur ?

Praticien : « Sam, j'ai remarqué que lorsque vous êtes venu ici avant, vous étiez un peu tendu, ce qui signifie que vous n'avez pas particulièrement envie de venir sur le fauteuil dentaire. »

Non, mon intention n'était pas de mettre ça sur le tapis, docteur. Je veux que vous voyiez les signes. D'ailleurs, concernant ces six signes d'hypnose, attendez une seconde. Je n'ai pas commencé à les mentionner parce que je ne les mentionne jamais aux étudiants. Je laisse les étudiants trouver les signes eux-mêmes parce que cela me dit combien vous avez pratiqué et quand vous voyez certaines choses alors je sais que cet homme a travaillé, donc vous les trouverez. Vous les verrez et vous remarquerez des signes que vous ne voyez pas d'habitude, et quand vous verrez que ces signes sont là, je vois des signes ici pendant que nous travaillons. Je ne sais pas si vous vous en rendez compte ou pas. Chaque étudiant peut voir les signes de là où il est assis. Docteur ne pouvez-vous pas les voir de là où vous êtes assis ?
Et je pense que vous le pouvez aussi, Docteur, n'est-ce pas ? Vous pouvez les voir de là-bas ? Bien sûr. Mais si vous ne savez pas quels sont les signes, vous ne savez pas quoi chercher, alors naturellement vous ne voyez pas les signes, mais vous avez montré des signes, vous les montrez encore.

NB : Erickson avait coutume de dire que l'hypnose se résumait à trois O : observation, observation et observation. Dave Elman insiste également sur la notion d'observation en hypnose. Mais on ne trouve que ce que l'on cherche, c'est pourquoi il est fondamental pour les élèves d'apprendre les 6 signes de transe afin de les détecter chez le patient.

OK, Docteur, allez-y maintenant. Je ne veux pas vous déranger à ce sujet.

Praticien : « Maintenant, je sais que lorsque vous étiez là avant, vous étiez un peu tendu, n'aimeriez-vous pas être dans... Comment dire exactement ? »

Laissez-moi vous montrer comme c'est facile d'avoir un traitement dentaire quand on est détendu. On ressent plus les choses quand on est tendu.

Praticien : « Je vais vous montrer à quel point il est facile de se faire soigner les dents quand on est détendu. Prenez ma main ici et je veux que vous preniez une profonde inspiration. Et expirez. Maintenant je veux que vous regardiez les doigts de ma main quand je les amène sous votre menton. Fermez vos yeux. Maintenant, je veux que vous détendiez les muscles de vos yeux jusqu'à ce que vous ne puissiez plus les ouvrir, et quand vous êtes sûr de ne pas pouvoir les ouvrir, essayez de les ouvrir. Maintenant, je veux que vous laissiez ce sentiment de relaxation envahir tout votre corps, jusqu'au bout de vos orteils et de vos doigts. Nous allons vous faire notre traitement dentaire maintenant ».

Et rien de ce que nous ferons ne vous dérangera...

Praticien : « Et rien de ce que nous ferons ne vous dérangera ou ne vous perturbera. »

Vous n'avez pas besoin de faire le test, nous allons laisser cette partie de côté. Vous sentez sa main maintenant et si elle est détendue... Pouvez-vous vous imaginer ce que cela ferait à son seuil ? Je suis sûr que même si vous n'obtenez pas l'hypnose, cela fera des choses sur son seuil, c'est la chose que je veux faire comprendre aux étudiants. Tout le monde se demande comment je peux faire en sorte que mes étudiants sortent la première semaine et fassent du bon travail avec ça, c'est parce que je sais ce qui va se passer et je n'ai jamais dit au médecin avant ce semestre que c'est ce qui se passe. Dès que vous obtenez cette relaxation, vous avez un changement si énorme que le seuil de douleur disparaît pratiquement.

Praticien : « Ne devriez-vous pas utiliser quelque chose de plus profond ? »

Vous n'avez pas besoin de quelque chose de plus profond. Vous ne savez pas à quelle profondeur un test vient d'être fait sur vous et vous n'avez pas besoin de quelque chose de plus profond pour cela, n'est-ce pas ? Non. C'est bien assez profond, docteur, et le plus drôle, c'est que plus il reste dedans et plus il aime ça, plus il s'enfonce. Vous n'avez pas à vous inquiéter pour ça. Il ira plus profond quand il en aura besoin.

NB : Concernant la profondeur de transe, même avec une induction si simple qui utilise uniquement un seul élément pour franchir le facteur critique (catalepsie des paupières) et juste un approfondissement (catalepsie molle du bras), on obtient très vite un niveau de transe moyen qui génère l'hypno anesthésie. Si on veut aller en hypno anesthésie, il faudra juste approfondir la transe pour aller au stade somnambulique.

Praticien : « Pouvez-vous faire la préparation de la cavité à ce stade? »

Oui, bien sûr que vous pouvez. Pas sur tout le monde, mais s'ils obtiennent cette relaxation maintenant, vous travaillez sur la préparation de la cavité à ce stade. Très bien, Docteur, si vous avez fini de travailler avec lui, faites-le sortir de l'état. Non, je sais que vous en sortez mais je veux qu'il vous en sorte de la bonne façon.

Praticien : « Maintenant, quand vous ouvrez vos yeux, vous allez vous sentir merveilleusement bien. »

Il avait déjà ouvert les yeux avant que vous ne disiez cela, mais je voulais que vous vous entraîniez à savoir comment faire sortir une personne de son état. La raison pour laquelle vous devez le faire sortir sans suggestion est que c'est un état auto-suggestible, et s'il suggère à lui-même que cet état de concentration va provoquer un mal d'oreille, un mal d'orteil, un mal de ventre ou un mal de tête ou autre, alors l'auto-suggestion est implantée en lui. Vous éliminez toute chance d'une auto-suggestion négative en disant « Quand vous ouvrirez les yeux, vous allez vous sentir merveilleusement bien » et vous le faites.

Praticien : « Aurais-je dû dire alors... Maintenant, nous avons terminé votre traitement dentaire et je veux que vous ouvriez les yeux ? »

Non, « Quand je vous ferai ouvrir les yeux. »

Praticien : « Quand je vous fais ouvrir les yeux, remarquez comme vous vous sentez bien. »

La première chose que vous leur dites : « Comment vous sentez-vous ? » « Quand je vous fais ouvrir les yeux, remarquez comme vous vous sentez bien. Comment vous sentez vous ? » On prend presque l'habitude de dire « Comment vous sentez-vous ? » tout le temps pour annuler toute auto-suggestion qu'ils pourraient se donner. C'était très bien, docteur. Je ne peux pas m'attendre à ce que vous fassiez un travail de maître sans un peu plus de pratique. C'était la première fois que vous veniez ici, vous savez ? C'est bien pour une première fois.

_____*******_____

NB : L'importance de suggestions post hypnotiques avant l'émerge est capitale en hypnose Elmanienne. Non seulement des suggestions générales (se sentir merveilleusement bien) mais également spécifiques (cicatrisation, activation fonctions biologiques, confort nécessaire, changements thérapeutiques, etc...). Rappelez-vous que le patient est au pic d'hyper suggestibilité juste avant l'émerge mais également après l'émerge d'où l'importance de la sémantique.

Médecine urgentiste

Très bien, Docteur, vous êtes dans quoi ?

Praticien: « Médecine générale. »

Disons qu'il vient pour des sutures, il a une lésion au bras ou autre et vous devez faire des sutures et nettoyer et tout le reste et vous ne voulez pas qu'il le sente.

Praticien : « Vous avez une petite lacération ici sur votre main, nous allons devoir la réparer. Je pense que si vous essayez de vous détendre, cela ne vous fera pas mal du tout. »

N'utilisez pas le mot « blesser ». Cela ne vous gênera pas du tout...

Praticien : « Réparer cela ne vous dérangera pas du tout. Tout d'abord, prenez une grande respiration et regardez ma main qui descend sur votre menton. Laissez vos yeux se fermer, laissez les muscles de vos yeux se détendre, et quand vous êtes sûr qu'ils sont détendus, assurez-vous qu'ils ne s'ouvriront pas. Laissez ce sentiment se propager sur tout votre corps de sorte que tout votre corps soit détendu, jusqu'à vos orteils. Faisons un petit test avec votre bras. Levez votre bras et laissez-le retomber, pour vous assurer que vous êtes bien détendu. »

Encouragez-le, c'est quelque chose d'important. S'il obtient une bonne relaxation, oh oui, ne l'aidez pas du tout. S'il est détendu comme ça et que sa main est aussi lourde que ça. Maintenant vous voyez, c'est merveilleux. Maintenant, restez comme ça et nous allons faire ce travail, rien ne va vous déranger, rien ne va vous perturber. Votre pensée sélective devient une partie de cela, vous voyez ce que je veux dire ? Je vais prendre votre question, Docteur.

Praticien : « Est-ce que vous leur dites que vous allez lever leur main? »

Oh, oui. Vous leur dites tout ce que vous faites. Ne jamais prendre un patient par surprise. Je vais travailler sur votre bouche maintenant. Je vais travailler sur le côté gauche de votre mâchoire. Je vais travailler sur le côté supérieur gauche de votre mâchoire, ou le côté inférieur gauche, ou le côté supérieur droit, l'avant de votre bouche maintenant et ce côté inférieur... Tenez-les informés, ne les prenez jamais par surprise parce qu'ils auront développé une anesthésie pour la zone dans laquelle vous voulez travailler mais ils ne l'auront pas développée pour un endroit inattendu. Docteur, à ce stade, vous pourriez dire « Maintenant, vous ne sentirez plus rien ». Vous pouvez continuer à le laver, à le préparer pour la suture, et vous pouvez procéder à la suture sans qu'il le sente. Il saurait que vous travaillez là. Vous diriez : « Maintenant, cette main va s'engourdir pendant que je travaille avec elle, pendant que je la frotte avec cette solution. Votre main va s'engourdir, mais vous ne sentirez rien pendant que je travaille dessus », puis vous continuez et faites le travail. Puis vous le sortez de là après, lorsque votre travail est terminé et que vous êtes satisfait.

Praticien : *« Maintenant, nous avons terminé le travail que nous devions faire... Quand vous vous réveillez... »*

Il n'avait pas dormi, il est comme vous. Ses yeux sont juste fermés.

Praticien : *« Quand vous ouvrirez les yeux, vous vous sentirez mieux que vous ne l'avez été toute la journée. Maintenant ouvrez les yeux, vous vous sentez bien maintenant, n'est-ce pas ? »*

_____********_____

NB : Dave Elman nous fait part ici d'une notion très importante : Ne jamais prendre un patient par surprise. Quand le patient est en hypnose, c'est son subconscient qui est le boss. Son conscient ne gère plus les fonctions physiologiques et psychologiques. Donc pour travailler sans avoir besoin d'alimenter la transe, on crée au début du travail opératoire des réflexes conditionnels (plus les sensations sont présentes, plus vous allez plus bas, plus loin, plus profond en hypnose) selon la technique du compounding. Mais toutefois, sur chaque changement et modification au niveau opératoire, on prévient le patient, afin de ne pas créer de surprise, et d'obtenir également une anticipation au niveau du subconscient.

_____

En ORL

Docteur, vous voulez bien monter ?
Passez en revue la sémantique de tout ça. La sémantique que vous utiliseriez pour obtenir un examen ORL

Praticien : « Pour regarder dans votre gorge, si vous vous détendez, nous pourrions voir tout ce que nous devrions voir. Et plus nous en verrons, mieux ce sera pour vous. Si vous êtes détendu, nous pouvons regarder directement dans vos poumons sans vous faire mal. ».

N'utilisez pas le mot « blesser ».

Praticien : « Sans que vous ressentiez la moindre gêne. Il y a un passage direct de votre bouche vers le bas. Si vos muscles se détendent, je peux alors pencher votre tête en arrière. Mais pour vous détendre, décroisez vos jambes et mettez-vous dans une position confortable. Pour détendre tout votre corps, prenez une bonne et longue inspiration et regardez ma main quand elle... »

Plus près de ses yeux. Plus près de ses yeux.

Praticien : « En descendant. A mesure qu'elle descend, vos yeux vont se détendre. Ils seront si lourds que vous ne pourrez pas les ouvrir. »

Non, « Ils ne fonctionneront plus... »

Praticien : « Ils ne fonctionneront pas du tout. Maintenant, tes yeux sont si lourds qu'ils ne fonctionneront pas du tout. Si vous voulez, vous pouvez les tester et voir ce que je veux dire. Ils ne fonctionnent pas du tout. Laissez ce sentiment de détente descendre jusqu'à vos pieds. Détendez-vous partout. À chaque respiration maintenant, laissez les muscles de votre gorge se détendre pour que nous puissions incliner votre tête en arrière et regarder directement dans vos poumons. Remarquez comme il se détend. Maintenant, vous pouvez ouvrir la bouche, sortir un peu la langue et nous pouvons voir tout le chemin jusqu'au fond ».

Très bien, très bien. Nous avons obtenu la relaxation. Vous voyez ça? C'est probablement plus de profondeur que vous n'en avez jamais vu dans votre travail, n'est-ce pas ?

Praticien : « Oui, mais pas comme ça. »

Vous obtenez une si belle profondeur. Regarde cette relaxation qu'il a, il ne s'est pas senti aussi bien depuis longtemps. Vous vous sentez bien, n'est-ce pas ? Maintenant, vous avez fini de travailler avec lui. Maintenant, dites-lui qu'il va se sentir merveilleusement bien quand il ouvrira les yeux et c'est tout.

Praticien : « Cette sensation de détente va disparaître... »

Non ! Non, ne le faites pas. Quand il ouvre les yeux, il veut s'accrocher à la relaxation ! La relaxation est bonne pour une personne. Nous avons trop de tensions naturelles, pas des tensions naturelles mais la civilisation nous donne tant de tensions que nous ne devrions pas avoir. Dites-lui simplement qu'il peut garder cette relaxation lorsqu'il ouvre les yeux.

Praticien : « Ouvrez les yeux. Vous pouvez garder cette relaxation. Remarquez comme vous vous sentez bien. Ouvrez les yeux. »

Il est allé très loin ! Savez-vous jusqu'où il est allé ? Il était probablement somnambulique et il est peut-être allé encore plus loin. Je n'en sais rien. Il aurait fallu que je fasse des tests à ce moment-là pour le savoir, mais je peux vous dire que vous aviez de la profondeur. Vous aviez de la profondeur. Vous auriez pu aller beaucoup plus loin à ce moment-là. Très bien fait, docteur. Merci.

_____*******_____

NB : Dave Elman a une approche très didactique, il prend chaque praticien et lui fait réaliser l'induction en le corrigeant au fur et à mesure. Il insiste ainsi d'entrée de jeu dès la première session en hypnose médicale sur la bonne approche avec le patient et particulièrement la sémantique. Dans certains cas, si le patient est très réceptif, il va directement au stade somnambulique. Le sens clinique de l'opérateur permet de déceler cela avec les signes de transe, mais comme l'indique Dave Elman, il faut toujours tester son travail. On teste le somnambulisme avec une amnésie ou bien une hypno anesthésie. Rappelez-vous l'intérêt des tests : confirmation du niveau de transe, approfondissement, persuasion.

———————————

En ORL

Docteurs, voulez-vous venir et vous entraîner ?

Praticien : « Comment allez-vous ? Vous vous êtes plaint de vos sinus récemment ? »

Patient : « Ils m'ont beaucoup gêné ».

Praticien : « Si vous vous détendez, ça va vous aider. C'est la première chose que nous allons faire. Décroisez les jambes. Asseyez-vous en arrière sur votre chaise. »

N'oubliez pas une longue et profonde respiration, Docteur.

Praticien : « Prenez une longue et profonde inspiration. Maintenant, regardez ma main. Regardez ma main quand elle descend. »
Il y a de la profondeur, il y a déjà de la profondeur, vous voyez ce que je veux dire ?

Praticien : « Cette relaxation descend sur votre corps, sur votre torse, sur vos hanches, jusqu'à vos pieds. Vos mains vont tomber lourdement. Je vais faire le travail sur vos sinus et vous ne sentirez rien. Vous saurez que je vous touche, mais vous ne sentirez rien. Et quand j'aurai fini, vos voies nasales seront complètement ouvertes. Vous aurez plus d'air frais que vous n'en avez eu depuis des semaines. Vous n'avez jamais rien senti. Respirez profondément. La respiration sera plus facile, l'odeur plus douce. Il n'y aura pas de pression. Quand vous ouvrirez les yeux, vous vous sentirez mieux que vous ne l'avez été de toute la journée. Ouvrez progressivement les yeux maintenant, ne vous sentez vous pas mieux ? »

Qu'est-ce que ça vous a fait ?

Patient : « J'ai senti une petite pression ici. »
Vous étiez pratiquement dans l'encoche supra-orbitale, n'est-ce pas? Avez-vous remarqué qu'il était dans l'encoche supra-orbitale ? Vous ne l'avez pas senti ?

Patient : « Je l'ai très peu senti. J'étais juste conscient qu'il faisait quelque chose là. Je me sens très bien. »

Bien, c'était du bon travail, docteur. Très bien. Vous avez déjà utilisé l'hypnose ?

Praticien : « L'autre jour, j'ai essayé ».

Vous savez comment ça marche ! OK, très bien, Docteur.

_____********_____

NB : Aussi bien pour les sujets que pour l'opérateur, Dave Elman parle toujours de détente, de relaxation car le terme hypnose a mauvaise presse dans les années 50 aux USA. Si l'on parle d'hypnose, il faut lever les inhibitions et faire un discours préalable, ce qui est plus long. Mais Dave Elman quand il parle de relaxation ne fait que de l'hypnose active sans aucun rapport avec la relaxation progressive. Actuellement, quand je dois utiliser l'hypnose médicale sans avoir le temps de faire un discours préalable ou bien des prétests, j'utilise la même approche. Je dis au patient « je vous sens tendu, voulez-vous apprendre un exercice de relaxation ? C'est tellement plus simple d'être soigné quand on est détendu, quand on est relaxé ». Puis je fais l'hypnose et après l'emerge, je dis au patient que la technique de relaxation que nous avons utilisée vient de techniques hypnotiques et qu'ils pourront en bénéficier la prochaine fois pour les soins. On crée même de l'anticipation subconsciente, en ajoutant, que l'hypnose est comme le vélo, ils peuvent aller plus loin, plus vite la prochaine fois dans cet état.

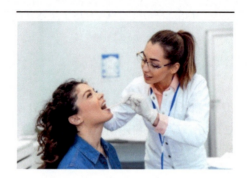

Dentisterie

Incidemment, si quelqu'un est dans une branche spéciale de la médecine, quelle est votre branche, Docteur ?

Praticien : « Dentisterie. »

Très bien, Docteur.

Praticien : « Docteur, ce serait merveilleux si nous pouvions vous détendre. Notre visite serait beaucoup plus agréable aujourd'hui et il y a un moyen de le faire. Cela s'appelle la relaxation médicale. L'une des pires choses avec le travail d'aujourd'hui est que nous n'avons pas appris à nous détendre, alors nous allons essayer quelque chose qui, je crois, vous aidera. Je veux que vous preniez une très longue et profonde respiration, s'il vous plaît. Prenez une longue et profonde inspiration et expirez. Essayez de vous détendre maintenant, prenez une longue et profonde respiration. Je vais mettre ma main au-dessus de vos yeux et, au fur et à mesure que je la descends, fermez lentement les yeux. »

Regardez la main, c'est l'idée.

Praticien : « Regardez la main. Fermez lentement les yeux. Lorsque vos yeux sont fermés, testez les muscles et assurez-vous qu'ils sont fermés. Assurez-vous qu'ils ne s'ouvriront pas. Détendez-vous maintenant. Laissez la sensation aller jusqu'à vos orteils. Détendez-vous, c'est une sensation merveilleuse, n'est-ce pas? Dans un instant, je vais lever votre bras pour voir si vous coopérez avec nous. ».

Non, je dirais plutôt « pour voir si vous êtes détendu. »

Praticien : « Pour voir si vous êtes détendu. Juste un instant, je vais lever votre bras et voir si vous êtes détendu. »

Dites-lui de ne pas vous aider. Je n'étais pas satisfait de cela parce que j'avais l'impression qu'il était juste à côté, mais qu'il vous aidait.

Praticien : « Essayons encore une fois. Si je descends ma main sur vos yeux, laissez les paupières suivre la main et se fermer. C'est bien. »

Détendez-vous jusqu'à ce qu'ils ne fonctionnent plus.

Praticien : « Détendez-vous jusqu'à ce qu'ils ne fonctionnent pas. Testez-les et assurez-vous qu'ils ne fonctionneront pas. »

Maintenant arrêtez de tester. Laissez cette sensation descendre jusqu'à vos orteils. Ce serait votre technique avec un homme comme lui, vous voyez ce que je veux dire ?
Praticien : « Laissez cette sensation descendre jusqu'à vos orteils. Dans un instant, je vais lever votre bras et nous verrons à quel point vous êtes détendu. »

Dites-lui que vous voulez qu'il soit complètement détendu.

Praticien : « Je veux que vous soyez complètement détendu. »

Maintenant, vous obtenez beaucoup plus, vous voyez ? Voilà, c'est ça. D'ici je peux voir combien plus. Y a-t-il des doutes qu'il y ait un changement de seuil à ce stade ? Vous voyez, il doit avoir cette relaxation pour obtenir le changement de seuil. Maintenant, vous ajouteriez votre pensée sélective, Docteur.

Praticien : « Dans un instant, nous allons vous faire ouvrir la bouche et vous ne sentirez rien, nous allons endormir vos dents, comme nous le faisons. Nous allons endormir vos dents. »

Non, c'est faux. « A ce stade, vous ne sentirez rien », c'est tout ce que vous avez à dire. Vous n'avez pas besoin de faire les autres trucs, les autres trucs mettent le doute dans leur esprit.

Praticien : « *Vous ne sentirez rien du tout de ce que nous faisons. Vous saurez que nous travaillons là-bas, mais vous ne ressentirez rien du tout* ».

Maintenant, docteur, afin de vous le prouver et de le prouver au médecin présent, qui était sans doute l'un de nos hommes sceptiques, laissez-moi lui montrer combien il ne sentira rien. Vous entrez là-dedans et en utilisant cela, laissez-le voir à quel point son seuil a disparu.

Praticien : « *Ouvrez votre bouche s'il vous plaît... j'appuie sur votre tissu gingival. C'était bien, vous n'avez rien senti ?* »

Patient : « *Très peu.* ».

Vous voyez comment cette idée démodée de « maintenant votre mâchoire va dormir » n'est pas une bonne suggestion. La façon de donner une suggestion est « maintenant vous ne sentirez plus rien. » Vous n'avez pas besoin de l'endormir ou autre et il a une anesthésie.

Praticien : « *Dans un instant je vais vous faire ouvrir les yeux, et vous vous sentirez très bien. Vous allez vous sentir mieux que vous ne l'avez été toute la journée. Prenez une profonde respiration. Ouvrez les yeux maintenant, s'il vous plaît. Comment vous sentez-vous ? Combien avez-vous ressenti ici ?* »

Patient : « *Pratiquement rien. Pas de douleur, juste une certaine pression.* »

_____********_____

NB : *Dave Elman en reprenant des aspects de la sémantique nous invite à une réflexion sur l'efficacité des suggestions. Pourquoi préférez « vous ne sentirez plus rien » à « votre mâchoire va dormir »? Tout simplement, la fin justifie les moyens et on recherche l'hypno analgésie, soit la perte de la sensibilité. Le subconscient du sujet comprend plus rapidement une suggestion simple et directe qu'une suggestion qui ramène de la conscience dans la bouche.*

Kinésithérapie

Le plus sceptique doit être convaincu quand une chose comme ça lui arrive, n'est-ce pas ? Y a-t-il quelqu'un de là-bas qui n'a pas encore pratiqué ? Montez, Docteur, s'il vous plaît. Vous êtes ? Dans la kinésithérapie. Très bien, allez-y.

Praticien : « Docteur, aujourd'hui vous êtes le patient, et nous allons essayer quelques tests de diagnostic pour obtenir quelques informations sur votre cas. Ce sera beaucoup plus confortable et nous obtiendrons beaucoup plus d'informations utiles à tous les deux si vous êtes capable de vous détendre. Je veux que vous essayiez de vous détendre pour que nous puissions obtenir votre entière coopération pour la procédure. Maintenant, prenez une profonde inspiration. Détendez-vous tant que vous le pouvez. Suivez mon doigt. Laissez vos yeux se fermer. Laissez-les se détendre complètement jusqu'à ce qu'ils ne fonctionnent plus. Quand vous serez sûr qu'ils ne fonctionneront plus, je veux que vous les testiez. Maintenant, testez-les. D'accord, c'est bien. Maintenant, laissez ce même sentiment de relaxation aller du sommet de votre tête jusqu'au bout de vos orteils. Vous allez vous sentir beaucoup plus détendu dans un instant. Quand je lèverai votre main droite, vous serez complètement détendu. À partir de maintenant, tout ce que je ferai ne vous dérangera pas, rien ne vous perturbera. Maintenant, je veux faire un test sur votre épaule droite pour voir à quel point vous êtes détendu. Vous ne sentirez rien. Fermez les yeux et restez complètement détendu. »

Il y a de la peur là, Docteur. Je peux le voir sur le visage de ce patient. Fermez les yeux, s'il vous plaît. C'est un test qu'apparemment il connaît, donc il le craint. Et il y a de la peur là. S'il n'y avait pas de peur, il n'aurait pas ressenti ça. Vous pouvez voir la peur.

Praticien : « Je vais faire un test. »

Faites un test qu'il ne connaît pas.

Praticien: « Restez complètement détendu et je vais faire un test sur cette main droite. Vous ne sentirez rien, rien ne vous dérangera, rien ne vous perturbera. Voilà, c'est fait. C'est tout ce dont nous avons besoin pour cette fois. Quand je vous dirai d'ouvrir les yeux, vous vous sentirez mieux que vous ne l'avez été de toute la journée. OK, ouvrez les yeux.

Comment vous êtes-vous senti cette fois-ci ? »

Patient : « Les doigts n'ont pas serré très fort. Je n'ai pas ressenti de douleur ».

Vous avez fait tout un test, docteur. Je vous dis pourquoi vous l'avez ressentie la première fois, étant médecin, il connaît ce test. Tout le monde sait que c'est une zone assez sensible. La peur serait là qu'il le ressente à un niveau normal parce que ce test lui a été fait à un niveau normal alors il dit « Oh, mince ! C'est parti » et la peur est là et la peur vaincra l'hypnose à tout moment. La raison pour laquelle vous voyez des résultats aussi parfaits est le fait qu'il n'y avait pas de peur. Dès que la peur est apparue, vous l'avez ressentie. Ici, vous ne saviez pas quel test il allait faire ; il a fait un test très sévère et vous ne l'avez pas ressenti.

Patient : « La première fois, les yeux ouverts, j'ai eu un éclair dans la main et j'ai cru que tout était parti ».

Non, c'est bon. C'était très bien fait, Docteur. Bonne sémantique aussi. D'ailleurs, chaque homme semble utiliser une meilleure sémantique au fur et à mesure que nous avançons, peut-être parce que vous comprenez rapidement, plus rapidement peut-être que la plupart des classes, ce qui est nécessaire en hypnose.

_____*******_____

NB : La notion d'inhibition est capitale à comprendre. C'est le seul ennemi de la transe. Que ce soit avant l'hypnose ou bien pendant l'hypnose, si vous sentez que votre patient a une quelconque inhibition, vous devez la lever si vous voulez que le patient aille en transe, retourne en transe ou bien approfondisse la transe. Dans ce cas-là, le praticien connaissant le test anticipait et ramenait du conscient et du facteur critique, donc la transe ne pouvait se déclencher et la mise en place de pensée sélectives s'établir.

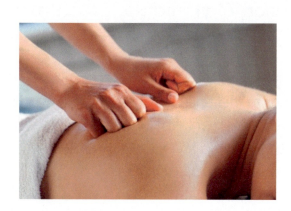

Gynécologie

Docteur, pouvez-vous venir ici, s'il vous plaît ? Vous vous êtes entraîné ?

Praticien : « *Je vois que vous êtes tendu et que vous appréhendez cette procédure, mais vous ne ressentirez aucune gêne si vous êtes complètement détendu. Je vais vous montrer comment atteindre une relaxation complète. Tout d'abord, je veux que vous preniez une grande respiration, laissez tout sortir, c'est bien. Gardez les yeux ouverts une minute. Je veux que vous regardiez ma main et, lorsque je la passe devant votre visage et sous votre menton, je veux que vous fermiez les yeux. Maintenant, détendez complètement vos paupières. Je veux qu'elles soient complètement détendues, si bien que vous ne puissiez pas les ouvrir. Dès qu'elles sont complètement détendues et que vous ne pouvez pas les ouvrir, je veux que vous essayiez de les ouvrir et vous verrez qu'elles sont tellement détendues que vous ne pouvez pas les ouvrir. Laissez cette relaxation se propager dans tout votre corps jusqu'au bout de vos orteils. La relaxation de vos paupières s'est propagée dans tout votre corps jusqu'au bout de vos orteils et vous êtes complètement détendu. Je vais lever votre bras et vous montrer à quel point vous êtes détendu. C'est parfait. C'est une relaxation complète. Maintenant, nous allons continuer et vous n'allez pas ressentir la moindre gêne. »*

C'est parfait. Maintenant, Docteur, à ce stade, il a un bel état. J'ai vu que la relaxation était intense. Est-ce exact ? Quelle est votre spécialité ?

Praticien : « Obstétrique. »
Vous êtes le livreur de bébé ? Vous seriez capable de faire un examen ou un accouchement, ou presque n'importe quoi d'autre à ce stade avec cet état d'hypnose. Voulez-vous le faire sortir de cet état ? Comment feriez-vous cela ?

Praticien : « Votre examen est maintenant terminé et lorsque vous ouvrirez les yeux, vous vous sentirez mieux que vous ne l'avez été de toute la journée. Vous ne ressentirez aucune gêne. Maintenant, ouvrez vos yeux. »

Vous avez un bon état, je peux vous le dire. Et une bonne sémantique aussi, il n'y avait aucun problème avec cette sémantique.

Chirurgie et anesthésie générale

Docteur, voulez-vous monter et vous entraîner ?

Praticien : « Il a ri là, c'est bon ? »

Bien sûr. Vous ne perdez pas conscience avec l'hypnose. Cela ne veut rien dire. Continuez à travailler. Il a un aussi bon sens de l'humour quand ses yeux sont fermés que quand ses yeux sont ouverts. Sa conscience est complète. Mes amis, étant donné qu'il y a des chirurgiens ici dans la salle et plusieurs qui travaillent avec l'anesthésie et ainsi de suite, je voudrais vous montrer un entretien préopératoire typique, de la manière dont nous recommandons de le faire. Vous ne savez pas grand-chose de ce patient mais vous venez le voir la veille de l'opération. Vous devez peut-être pratiquer l'anesthésie le matin, et votre méthode consiste donc à aborder le patient de cette manière. Cela devrait être particulièrement utile, il y a environ trois ou quatre hommes ici pour une opération, n'est-ce pas ? Combien d'hommes sont intéressés par l'anesthésie et la chirurgie ? Il y en a environ sept. Un bon nombre. Voici votre discours préopératoire tel que je le conçois et je pense que vous serez d'accord avec moi pour dire qu'il peut être très efficace.

Si vous n'avez jamais rencontré le patient avant : « Je suis le docteur Untel et je serai chargé de l'opération, ou de l'anesthésie, demain matin. Je sais que toute personne confrontée à une opération a une certaine appréhension et une certaine peur. C'est naturel, il faut s'y attendre, mais nous savons que vous passerez un moment beaucoup plus facile si nous parvenons à vous débarrasser de certaines de ces appréhensions. Par exemple, vous aimeriez passer une bonne nuit de sommeil ce soir avant l'opération, n'est-ce pas ? Nous allons vous montrer comment vous détendre, et nous allons vous montrer comment vous détendre même au moment de l'opération elle-même. Je pense que cela vous plaira aussi. Je vous expliquerai certaines des choses que cela vous apportera après vous avoir montré comment vous détendre. Prenez une longue et profonde respiration. C'est bien. Maintenant, laissez-moi prendre votre main. Je vais juste descendre ma main et vous allez fermer les yeux. Détendez les muscles de vos yeux jusqu'à ce qu'ils ne fonctionnent plus, et quand vous êtes sûr qu'ils ne fonctionnent plus, laissez cette sensation descendre jusqu'à vos orteils. C'est ça. Maintenant, il y a tellement de relaxation que lorsque je lève votre main, la sensation va doubler lorsque je lève votre main et la laisse tomber. C'est exact. Quand vous êtes détendu comme ça, vous pouvez voir à quel point l'opération sera plus facile pour vous. Laissez-moi vous parler de certains des avantages de la relaxation. Tout d'abord, si vous entrez dans la salle d'opération et que vous êtes détendu comme ça, nous pouvons faire l'opération avec beaucoup moins d'anesthésie et pourtant vous aurez une meilleure anesthésie. Une autre chose qui se produira est que vous aurez une récupération post-opératoire plus rapide. Vous vous rétablirez beaucoup plus vite. Nous devons vous dire certaines choses qui dissiperont vos craintes. La chirurgie n'est plus ce qu'elle était, quand on vous emmenait simplement dans la salle d'opération et qu'on vous opérait ; aujourd'hui, il faut savoir que le corps peut supporter l'opération. C'est le sens de tous les tests que nous vous avons fait passer ces dernières 24-48 heures. Nous savons que votre corps est en état de supporter cette opération et qu'elle sera beaucoup plus facile pour vous que vous ne le pensez. Vous allez trouver que la récupération post-opératoire sera remarquable. Vous ne ressentirez aucune gêne et vous vous sentirez très bien une fois l'opération terminée. Le matin, quand je vous verrai dans la salle d'opération, je vous dirai de fermer les yeux comme ceci. Et quand vous les fermerez, vous serez aussi détendu que vous l'êtes maintenant, et l'opération sera facile pour vous. Lorsque vous vous réveillerez, vous serez de retour dans votre chambre en train de récupérer, et vous vous sentirez bien, parce que tout ce qui vous troublait aura été enlevé et que vous serez sur la voie du retour à la santé. Il y a une chose très importante que vous devez savoir, et que nous devons savoir, c'est que si vous avez des réserves mentales, des peurs cachées dont vous ne nous avez pas parlé, je veux que vous m'en parliez maintenant parce que nous voulons savoir tout ce qui pourrait vous préoccuper, tout ce qui pourrait constituer une réserve mentale au sujet de l'opération. Si vous avez des pensées que vous pensez que nous devrions connaître, je veux que vous m'en parliez tout de suite. »

C'est à ce moment-là que vous découvrez si le patient a la volonté de mourir, ou quelque chose de ce genre, et que vous supprimez la volonté de mourir. Il y a une déclaration selon laquelle vous pouvez supprimer la volonté de mourir facilement. Et vous savez que si vous découvrez la volonté de mourir et que vous constatez que vous ne pouvez pas l'enlever, alors vous reportez l'opération parce que vous savez quels problèmes ces patients peuvent vous causer si vous ne l'enlevez pas. Maintenant, vous avez fini de parler avec lui et il vous a dit qu'il n'avait rien en tête ; il sait qu'il va se rétablir rapidement et tout le reste. Maintenant, vous lui dites : « Maintenant, vous vous souvenez de ce que je vous ai dit, le matin, quand je vous verrai dans la salle d'opération et que je vous dirai de fermer les yeux, vous serez dans le même merveilleux état de relaxation et vous vous sentirez si bien. Maintenant, quand je vous demande d'ouvrir les yeux, remarquez comment vous vous sentez. Ouvrez les yeux. Comment vous sentez-vous? » Je parie que vous obtenez le meilleur repos nocturne que vous ayez eu au cours des cinq ou dix dernières années.

_____*******_____

NB : Voici l'approche du discours préopératoire de Dave Elman dans le cas d'une opération sous anesthésie générale. A nouveau, des suggestions pre, per et post hypnotiques positives, et aucune inhibition de la part du patient. Un élément intéressant est la notion de morbidité. A cette époque, les interventions sont encore largement redoutées par les patients et certains vont se faire opérer en se disant, je n'en rechaperai pas. Dave Elman veut d'entrée de jeu éliminer ces auto suggestions négatives, et si le patient les conserve, il vaut mieux reporter l'intervention afin qu'il, soit dans le meilleur état d'esprit possible.

_____

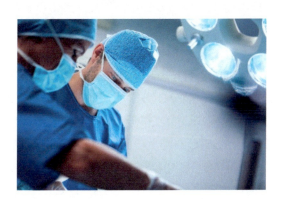

Rhumatologie

Ma femme a une note ici sur la façon de donner des suggestions pour la bursite (inflammation bourse séreuse). Eh bien, la façon dont je le ferais est la suivante... Je dois avoir un patient. Quelqu'un a eu une bursite ? Venez, vous voulez bien ? Où était la bursite ?

Patient: « Environ ici au niveau de l'épaule. »

Elle est bien partie, non ? Vous avez encore une petite sensation de temps en temps ou c'est parti ?

Patient: : « C'est plutôt bien parti. »

Voici la façon dont je donnerais les suggestions... « Vous savez, c'est une chose étrange à propos de la bursite. Si nous allons de l'avant et que nous vous en débarrassons, nous pouvons constater que vous n'avez aucune gêne pendant la période de récupération. Et je pense que vous aimeriez ça, n'est-ce pas ? Je pense que vous savez qu'il n'y a rien que nous puissions faire avec la relaxation pour guérir la bursite, mais nous pouvons vous soulager tellement que pendant que nous vous donnons des produits pour vous aider avec cette bursite, vous n'aurez aucune gêne. Cela vous plairait ? Laissez-moi vous montrer comment faire. Je vais vous apprendre à vous détendre pour que vous ne ressentiez pas la bursite à ce niveau de tension que la plupart des gens ressentent. Prenez une bonne et longue respiration profonde et détendez-vous. Détendez-vous complètement, donnez-moi votre main, regardez ma main descendre et fermez les yeux. Détendez ces muscles oculaires jusqu'à ce qu'ils ne fonctionnent plus, et quand vous êtes sûr qu'ils ne fonctionnent plus, testez-les et assurez-vous qu'ils ne fonctionnent plus. Laissez ce sentiment descendre jusqu'à vos orteils, laissez-le passer dans chaque muscle de votre corps, dans chaque os de votre corps. Chaque fois que vous respirez, détendez-vous un peu plus. Je vais prendre votre main et la laisser tomber et quand je le ferai, si la relaxation est complète, cette main se laissera tomber. Laissez-la retomber, c'est ça. C'est merveilleux. Maintenant, nous

allons traiter cette bursite, mais à partir de maintenant, toute la zone de l'épaule sera complètement exempte de gêne. Vous n'aurez aucune gêne. Vous saurez que vous avez une bursite, mais elle ne vous gênera pas. Vous serez capable de bouger vos bras et vos mains dans n'importe quelle direction. En fait, alors que vous êtes si détendu, je veux que vous leviez votre bras et vous verrez que cela vous fait du bien. Je veux que vous leviez ce bras gauche, levez-le simplement. Remarquez comme il est facile de le lever et de le mettre dans n'importe quelle position, sans que cela vous gêne. Vous pouvez le soulever dans n'importe quelle position et rien ne vous dérangera. Vous ne le sentirez tout simplement pas. Déplacez-le comme vous le souhaitez. Levez votre main au-dessus de votre tête. Faites ce que vous voulez. C'est ça. Vous serez capable de le faire par la suite sans aucune gêne, et plus vous le ferez, plus vous gagnerez en mobilité dans cette zone, et plus vite vous vous rétablirez. Je veux que vous vous entraîniez à bouger ce bras de temps en temps. Vous sentirez cette relaxation dans votre bras à tout moment. Quand je vous demanderai d'ouvrir les yeux, remarquez comme vous vous sentez bien. Ouvre les yeux ».
C'est de cette façon que je donnais les suggestions et vous découvrirez que vous pouvez vous débarrasser de la douleur. Ils auront toujours la bursite, mais vous pourrez alors les traiter, leur donner les médicaments nécessaires et ainsi de suite, les traitements nécessaires, mais vous constaterez qu'ils ne souffrent plus.
Ils ne seront pas exempts de symptômes, c'est une autre chose. Ils sauront toujours qu'ils ont une bursite, mais ils ne ressentiront plus de douleur. Dans l'un des premiers articles que nous avons reçus dans le magazine Cosmopolitan sur le travail de mes étudiants, l'un des médecins raconte combien de fois il l'a utilisé dans des cas de bursite, et voici comment il l'a utilisé pour obtenir ce succès.

Maintenant, supposons que vous deviez faire une injection dans le genou, par exemple, une situation orthopédique.
Pouvez-vous refermer les yeux, s'il vous plaît ?
Supposons que vous deviez faire une injection dans la région du genou.

Praticien : « Je veux que vous envoyiez cette relaxation jusqu'à vos orteils. Je vais devoir travailler dans la zone du genou. Rien de ce que nous ferons ne vous dérangera ou ne vous perturbera. Vous saurez que nous y travaillons. Je devrai mettre un médicament dans ce genou et cela ne vous dérangera pas du tout parce que vous serez tellement détendu lorsque je le ferai. Vous saurez que je travaille là, mais c'est tout ce que vous pourrez dire. Rien ne vous dérangera, rien ne vous perturbera. »

Maintenant, Docteur, à ce stade, vous pourriez aller de l'avant et donner une injection dans le genou et il ne le sentirait pas.
Peut-être que l'homme qui pourrait vous en dire plus sur les injections dans les pieds, parce qu'il travaille continuellement avec cette zone du corps et il peut vous dire combien de soulagement de l'inconfort il obtient des injections et ainsi de suite. Docteur, à quelle fréquence utiliseriez-vous cette technique, diriez-vous ? Comment cela fonctionne-t-il pour vous ? Très bien.
Avant de commencer, j'utiliserais une méthode placebo.
Oui, bien sûr. Il y a d'autres méthodes au fur et à mesure qu'on avance, dont ils ne sont pas encore conscients. Mais pour l'instant, vous pourriez faire ce travail pendant ces deux premières semaines et sans aucune gêne.

Praticien : « Maintenant, quand je vous demande d'ouvrir les yeux, vous allez vous sentir merveilleusement bien. Ouvrez les yeux. »

C'est comme ça que vous le feriez, merci beaucoup.

_____********_____

NB : Dave Elman explique que l'hypnose ne masque pas les symptômes mais qu'elle permet d'intervenir sur les signes. La patiente aura son inflammation mais elle n'aura plus la douleur et la gêne associée à cette inflammation. Nous y reviendrons dans les sessions ultérieures quand nous aborderons l'hypnose médicale.

Conclusions des exercices et démonstrations pratiquées

Mes amis, j'ai été très très heureux de la façon dont vous avez pris cela, et je le pense vraiment. Nous avons eu un bon groupe d'hommes du début à la fin et chaque homme a apparemment compris ce qu'il devait faire et le fait très bien. Rappelez-vous qu'une fois que vous avez un patient dans un état suggestible, les mots ont un impact terrible sur eux, donc restez à l'écart de tous les mots tels que «couteau», «aiguille», «pointu», «incision», «points de suture», «coupe», tout ce qui grave une image de douleur dans leur esprit. Ne vous en approchez pas. En d'autres termes, je pense que le médecin qui supprime certains mots de son vocabulaire s'entendra beaucoup mieux avec ses patients. Je vous en parlerai davantage au fur et à mesure de la formation, mais pour l'instant, je veux que vous voyiez ce que l'élimination des mots «mal» et «douleur» apporte dans votre pratique au cours des deux prochaines semaines. Eliminez simplement ces mots, que vous utilisiez l'hypnose ou non. Tout d'un coup, vous constaterez qu'il y a une meilleure relation. Si vous n'utilisez pas le mot « douleur », vous constaterez que le patient ne souffre pas autant. N'utilisez pas le mot «douleur» et le patient n'aura plus aussi mal. Les médecins, sans s'en rendre compte, implantent des images de douleur dans l'esprit de leurs patients et ceux-ci, tendus, ont tendance à amplifier l'image. Ce qui devrait être une procédure mineure devient une procédure presque majeure simplement à cause de l'utilisation incorrecte des mots par le médecin.

_____********_____

NB : Cette technique d'enseignement de l'hypnose où chacun vient à tour de rôle jouer le rôle de l'opérateur et du sujet est la meilleure pédagogie pour apprendre l'hypnose. Dave Elman en voix off corrige à chaque fois les techniques utilisées pour que tous les étudiant intègrent la bonne attitude, la bonne technique, le bon geste. Il revient systématiquement sur la notion de sémantique car le langage a un pouvoir créateur, c'est votre premier outil en hypnose. Chaque mot induit une réaction physiologique et psychologique.

Aussi bien les mots intérieurs (auto suggestion négatives) que les mots extérieurs venant des praticiens…. Alors autant que ce soient toujours des suggestions positives !

Mes amis, ce que vous avez fait ce soir, pratiquez-le demain. Commencez à vous entraîner dès le début. Ces cahiers qui vont vous être remis, vous n'êtes pas censés les mémoriser. Je ne pense pas qu'il y ait un seul de mes étudiants qui les mémorise. S'ils le font, ils ne font pas la bonne chose, mais ils devraient mémoriser l'idée derrière les mots. Oh oui. Mémoriser l'idée. Laissez-moi vous montrer déjà l'impact de ce que nous faisons, comment cela a touché deux hommes ce soir et les deux hommes ont instantanément réalisé que la formulation qu'ils avaient utilisée était mauvaise. L'un des hommes a utilisé le mot « à peine » : vous ne sentirez pas le mal du tout, à peine. Tout de suite après, il a dit qu'il voulait corriger sa suggestion. Qui était-ce ? C'était vous ? Et puis, je crois que c'est vous, plus tard, qui avez dit « vous n'en garderez pas du tout un mauvais souvenir ». Vous avez réalisé à quel point c'était incorrect avant même que je vous le dise, n'est-ce pas ? Maintenant, vous allez devenir de plus en plus conscient des mots que vous utilisez en étudiant ce sujet, et vous découvrirez que ne pas utiliser ces mots même lorsque vous n'utilisez pas ce sujet vous aide considérablement. Lorsque vous verrez la différence que cela fait dans votre pratique, vous serez ravis.

_____*********_____

NB : Dave Elman ne veut pas avoir des perroquets qui modélisent son hypnose sa façon de faire mais des praticiens qui comprennent et s'approprient l'art de l'hypnose. Comprendre l'idée derrière les mots est le plus important. L'hypnose est avant tout une observation, une attention des canaux de communication (non verbaux, para verbaux et verbaux) du sujet et de l'opérateur. La sémantique n'est que l'approche verbale, mais rappelez-vous que cette notion de cohérence et de congruence s'applique aussi aux 3 éléments de la communication. Une suggestion de détente doit être assortie d'une gestuelle de relâchement, d'expiration, d'une inflexion tonale vers le bas, d'un ralentissement de la voix, etc... L'idée est que l'intention de la suggestion guide les trois éléments de la communication.

———————————

L'auto hypnose

Mes amis, je veux passer un peu de temps à vous enseigner quelque chose qui me semble très important, c'est l'auto-suggestion. Toute hypnose est une auto-hypnose et l'auto-hypnose est une auto-suggestion. Lorsque je vous enseigne l'auto-suggestion, je vous enseigne en réalité comment vous hypnotiser vous-même. Si vous pouvez obtenir ces effets sur d'autres personnes, vous devriez certainement être capable de les obtenir sur vous-même. Par exemple, si je veux faire faire un travail médical douloureux, ou un travail dentaire, je ne laisse pas le médecin utiliser l'anesthésie sur moi. Je leur dirai : « Docteur, je peux m'anesthésier tout seul. Je n'ai pas besoin de votre aide. En fait, j'ai une meilleure anesthésie que celle que vous pouvez me donner ». Immédiatement, je vais procéder à la suggestion et j'aurai une anesthésie complète. Quand je vous dis que j'ai eu six cavités préparées et remplies, et je pense que les dentistes ici peuvent vous dire que les cavités sont généralement très gênantes, et je n'ai pas ressenti plus que si on travaillait sur les chaussures de quelqu'un d'autre. On m'a enlevé une excroissance sur le visage que le médecin pensait être gênante et il voulait faire une biopsie et tout ce genre de choses, et il m'a dit qu'il devrait aller très profondément sur celle-ci, donc il a dit que vous feriez mieux d'avoir une anesthésie pour cela. J'ai dit : « Non, docteur. Je peux me donner une meilleure anesthésie que celle que vous pouvez me donner. » Quand tout a été terminé, l'homme m'a dit : « Je ne sais pas comment il est possible que vous n'ayez pas ressenti plus que ce que vous avez ressenti. Vous n'avez pas de sentiments ? » J'ai répondu : « Oui, je savais que vous travailliez là, mais je ne me suis pas laissé aller à les ressentir. » On m'a également ouvert un abcès rectal et ceux d'entre vous qui travaillent en médecine savent que c'est l'une des zones du corps humain les plus difficiles à anesthésier. Le proctologue m'a dit après coup : « M. Elman, n'avez-vous pas de sentiments ? Vous ne ressentez rien ? Comment avez-vous fait cela ? Je n'ai jamais vu de ma vie une anesthésie aussi bonne que celle que vous avez obtenue ». Tout ce que j'ai fait, c'est de me donner une suggestion.

NB : Dans ses cours en hypnose médicale, Dave Elman parle non pas d'auto hypnose mais d'auto suggestion afin de ne pas avoir à parler du terme hypnose, connoté trop négativement à cette époque-là. Mais les termes sont synonymes. Il insiste sur la pratique régulière de l'auto hypnose de la part des praticiens pour de nombreuses applications : soins dentaires, chirurgie, anesthésie, énergie, douleurs, maux de tête, etc... L'auto hypnose c'est avant tout de la pratique, de la pratique et de la pratique ! Ces quelques exemples d'application de l'auto hypnose concernent principalement des gestions physiologiques (douleurs, anesthésie, etc...)

Quand je vous dis que je veux que vous soyez capable de faire la même chose, je ne suis pas dupe, je veux que vous soyez capable de faire la même chose. Ce qui est triste, c'est que dans ma carrière d'enseignant, il y a des hommes qui suivent ce cours et qui n'apprennent pas l'auto-suggestion comme ils devraient l'apprendre et il n'y a rien que je puisse faire à ce sujet. Je peux vous montrer comment faire, vous êtes capable de le faire en classe, mais vous ne le pratiquez pas à la maison et quand vous en avez besoin, il n'est pas là. Tout ce qui a de la valeur vaut certainement la peine d'être pratiqué et la seule façon de l'obtenir, de façon permanente, c'est de le pratiquer. L'anesthésie n'est pas la seule chose pour laquelle vous pouvez utiliser l'auto-suggestion.

_____*********_____

NB : L'auto hypnose est comme un muscle. Entraîné régulièrement vous obtenez des effets mais si vous l'abandonnez pendant plusieurs mois, vous ne retrouverez pas les phénomènes hypnotiques obtenus. Faire de l'auto hypnose, ce n'est pas vivre en transe continuellement, être tout le temps dissocié. Au contraire, imaginez votre conscient et votre subconscient comme deux mains séparées qui cherchent à se joindre. Souvent il y a un conflit conscient-subconscient qui empêche une bonne harmonisation. L'auto hypnose vise à créer un meilleur équilibre, une meilleure communication, une meilleure harmonie entre le conscient et le subconscient, afin d'être parfaitement associés. Mon conscient donne des suggestions positives bien sûr à mon subconscient (que ce soit au niveau du corps ou de l'esprit) qui réagit très vite car la pratique de l'auto hypnose m'a rendu hyper suggestible. Et inversement, mon subconscient envoie des messages à mon conscient qui les perçoit instantanément.

―――――――――

Par exemple, beaucoup d'entre vous, qui travaillez en médecine et en dentisterie, travaillez très dur. Ces quelques derniers patients à la fin de la journée, quand vous souhaitez ne plus avoir personne, quand vous aimeriez retrouver l'énergie que vous aviez le matin, alors vous vous donnez une suggestion : « vert, vert, vert » et vous êtes tout aussi enthousiaste que le matin et les dernières personnes sont aussi faciles à traiter que les premières. Mais lorsque le dernier patient quitte le cabinet ou que vous quittez l'hôpital, votre travail est terminé et la nature vous dit que vous n'avez plus besoin de la suggestion. Puis, avec un bruit sourd, vous revenez à votre état naturel et vous sentez la différence ! Il n'y a aucun doute là-dessus.

―――――********―――――

NB : cette gestion de l'énergie est un outil très puissant permettant la prévention du burn out pour le personnel soignant. En apprenant à gérer son état (conditions psychologiques et physiologiques) avec l'auto hypnose, tout praticien peut apprendre à mieux gérer son énergie au cours de son exercice quotidien.

―――――――――

Une autre façon de l'utiliser est de se débarrasser des maux de tête. Les maux et les douleurs. Les femmes qui ont des problèmes de dysménorrhée, se débarrassent de la dysménorrhée, la suggestion le fera. Toutes les douleurs, même les douleurs organiques, vous pourrez les soulager. Vous ne masquerez jamais le symptôme mais vous pourrez le soulager. Vous pouvez même vous débarrasser d'un mal de dents. Vous saurez que le mal de dents est là, qu'il ne fera plus aussi mal et que vous devez aller chez le dentiste. Il sera atténué ; vous pourrez le supporter. Les maux de tête et tout le reste, de tant de façons différentes, vous pourrez utiliser l'auto-suggestion si vous l'apprenez.

La technique employée

Quelle est la procédure à suivre pour l'auto-suggestion ? C'est comme ça : J'utilise un mot repère. J'utilise le mot « vert ». Pourquoi est-ce que j'utilise le mot « vert » ? Tout étudiant en sémantique sait que le mot « vert » évoque les visions les plus agréables dans l'esprit de la plupart des gens. Dieu a créé le monde pour qu'il soit vert, alors je me contente d'un mot agréable comme celui-là. Si vous n'aimez pas la couleur verte, si vous n'aimez pas le mot vert, vous pouvez utiliser n'importe quel mot. Vous pourriez utiliser « étui à cigarettes », "ruban adhésif », « verre », « eau », n'importe lequel accomplirait la même chose, mais j'utilise le mot « vert » et je pense que vous trouverez que le mot « vert » a beaucoup de valeur pour vous si vous l'utilisez comme ça.

Regardez, je vais m'administrer une anesthésie dentaire. Je dis le mot et simultanément je ferme les yeux : Vert. Maintenant, je teste pour m'assurer que je ne peux pas ouvrir les yeux car je dois aussi contourner mon facteur critique afin d'établir la pensée sélective. Je veux que l'anesthésie vienne de ce côté, alors je le caresse deux ou trois fois pour que mon esprit sache où penser. Maintenant, je dis ce mot une deuxième fois et l'anesthésie arrive directement : Vert. Je peux sentir l'anesthésie entrer et je peux la sentir devenir de plus en plus forte. Je veux qu'elle soit si forte que si j'ouvre les yeux, un dentiste pourrait travailler sur ce côté de mon visage sans que je ne sente rien. Vert. Et maintenant, j'ai une anesthésie juste là. Je peux la sentir. Je ne sais pas si c'est visible pour vous ou non, mais je peux vraiment sentir l'anesthésie là. Maintenant, je veux que cette anesthésie s'en aille. Je n'en ai plus besoin. Je dis « vert... vert... vert » et c'est parti.

Je vais vous le montrer d'une autre manière. Je peux mettre cette anesthésie où je veux dans mon corps. J'ai travaillé avec ce bras, de ce côté du corps, pendant les derniers cours et maintenant je vais travailler sur un autre côté de ma main. Je vais travailler avec ce côté de ma main ce soir. Je veux me donner une suggestion, par exemple, que je ne sentirai pas ces pinces Allis. Messieurs, la tolérance est une chose, l'anesthésie en est une autre et je ne parle pas d'analgésie, je parle d'anesthésie, où vous ne sentez rien. Cette chose pourrait être laissée là pendant des minutes et vous ne la remarqueriez pas. Elle pourrait être laissée là pendant trois, quatre, cinq ou dix minutes et vous ne la sentiriez pas. Comment se donner une telle suggestion ? Eh bien, voici comment je le fais : « Vert » et mes yeux sont fermés. Je veux que cette zone soit tellement anesthésiée que je ne sente rien. Donc, je dis « vert » et je ne sais pas comment se sent l'engourdissement dans cette zone, donc je sais que je ne sentirai rien dans cette zone, c'est l'idée. Je laisse la main se relâcher et je dis le troisième mot parce que je veux que cette absence de sensation soit complète pour que je puisse utiliser les pinces Allis sur elle sans la sentir, donc je dis « vert ». Je sais que je peux fermer ces pinces Allis et que je ne sentirai rien. Je ne sens rien. Je peux les faire pivoter, je peux tout faire. Vous essayez de faire ça avec un petit morceau de peau et si vous n'avez pas d'anesthésie, vous ne le supporterez pas très longtemps. Mais j'ai pu le tolérer, et après je ne le sens plus. Pourquoi ? Parce que dans cette suggestion, il y avait l'idée qu'après, je ne pourrais plus le sentir. Je ne me moquais pas de vous, et si vous ne pensez pas que ces pinces sont serrées, sentez-les, elles sont bien serrées. Mais je ne l'ai pas senti. Ce n'était même pas de l'analgésie, mais de l'anesthésie. En d'autres termes, je ne pouvais pas dire si je l'avais sur cette main ou sur cette autre. C'est ce que j'entends par anesthésie, une anesthésie parfaite. Je veux que vous appreniez l'auto-suggestion. On va voir si on ne peut pas anesthésier du premier coup. Tout ce que vous devez faire, c'est croire que ça va arriver, et ça arrivera.

_____*******_____

NB : Dave Elman nous détaille sa technique d'auto hypnose. Un mot déclencheur qui sert d'ancrage le mot vert, puis les contournements du facteur critique avec la catalepsie des paupières et enfin du compounding pour établir la pensée sélective. Il est fondamental de comprendre que l'auto hypnose est un lâcher-prise du conscient et que le subconscient doit être ensuite attaché à une idée, une seule idée.

Il y a une chose que vous ne devez pas faire : n'essayez pas de faire en sorte que ça arrive. En d'autres termes, ne vous dites pas : « Je dois faire de gros efforts. » Vous n'avez pas à faire d'efforts, vous n'avez pas à en faire du tout. Tout ce que vous devez vous dire, c'est : « Écoutez, si d'autres personnes peuvent le faire, je peux le faire. » Je sais que ça va arriver. Et quand vous croyez que ça va arriver, ça arrive.

_____********_____

NB : Remarque très importante de Dave Elman, si on essaye de créer l'anesthésie, si on cherche à l'obtenir avec effort, cela ne se produit pas car le conscient revient. Il faut lâcher prise et être sûr que l'anesthésie arrive en se focalisant sur les sensations d'engourdissement, d'endormissement. Rappelez-vous que l'hypnose et l'auto hypnose sont liées à l'imagination (la transe) la suggestion (ou auto suggestion) et la croyance (tout ce qui est dit devient la réalité intérieure de mon subconscient). Un autre élément important dans cette démonstration est que l'on peut attacher en transe le subconscient à une seule idée, c'est le principe du monoïdéisme, à la base également d la technique du compounding. Voilà pourquoi, la répétition est si importante pour obtenir le phénomène.

_____

Démonstration avec les élèves

Je vais vous montrer comment vous anesthésier la première fois. Dites le mot « vert » et fermez les yeux. « Vert », dites juste ce mot et fermez les yeux. Faites un test pour vous assurer que vous ne pouvez pas ouvrir les yeux. Vous aussi, docteur. Détendez-vous tout le long du corps, comme vous le feriez pour n'importe quel patient dans votre fauteuil, détendez-vous. Maintenant, je veux que vous caressiez la zone que vous voulez anesthésier. Je me fiche de la zone que vous voulez anesthésier, anesthésiez-la. Ne choisissez pas une zone du corps dont vous ne connaissez pas la sensation d'anesthésie, car vous ne saurez pas si vous l'avez ou non. Choisissez une zone où vous savez ce que ressent l'anesthésie. Dis le deuxième mot et regarde l'anesthésie arriver : « Vert. » Maintenant, sentez l'anesthésie arriver de plus en plus fort. Dites le troisième mot et l'anesthésie sera si forte que lorsque vous ouvrirez les yeux, un médecin pourrait travailler sur cette zone sans que vous le sentiez. Dites ce troisième mot et ouvrez vos yeux et vous aurez cette anesthésie : « Vert. » Ouvrez les yeux. Levez votre main si vous l'avez. Qu'est-ce que ça fait ? On a l'impression de l'avoir, c'est ça ? Levez la main ceux qui l'ont, s'il vous plaît. Vous l'avez ?
Et vous, là-bas ? Vous l'avez ? Vous l'avez, docteur ? Vous aurez une sensation, parce qu'on ne peut jamais se passer du sens du toucher, mais l'idée est que vous avez une anesthésie là. Pouvez-vous sentir l'anesthésie dans cette zone ? Pouvez-vous sentir un engourdissement dans cette zone ? Vous pouvez ? Alors, il y a des chances que vous l'ayez. Et vous, docteur ? Vous l'avez ?

Essayons encore une fois. Certains d'entre vous l'ont eu. Je veux que vous l'ayez tous. Je vais vous dire, on va faire ça. Tout le monde prend la mâchoire, parce que si nous prenons tous la mâchoire, nous savons à quoi ressemble l'anesthésie dentaire et une fois que vous avez établi l'anesthésie dentaire, vous pouvez dire : « Bon, maintenant le lobe de mon oreille va être comme ça. » Ou maintenant ma main va être comme ça, ou mon bras, ou mes fesses, ou mon tibia, ou ma cheville, ou quoi que ce soit d'autre.

Vous savez ce qu'est l'anesthésie de la mâchoire, alors essayons d'abord pour cela et obtenons-la. Disons le premier mot et fermons les yeux : « Vert. » Verrouillez vos yeux. Caressez la mâchoire que vous voulez anesthésier. Vous voulez que l'anesthésie entre directement et solidement, alors dites le deuxième mot en sachant que l'anesthésie va couler à travers : « Vert. » Maintenant, vous allez sentir l'anesthésie vous envahir. Laissez-la passer en force. Vous voulez que l'anesthésie soit si forte que lorsque vous ouvrez les yeux, un médecin peut y travailler et vous ne le sentiriez pas. Dites ce troisième mot, ouvrez les yeux et vous serez complètement anesthésié : « Vert. » Ouvrez les yeux et vous l'aurez. Maintenant, nous devrions avoir beaucoup de gens qui l'ont. Levez la main ceux qui l'ont, s'il vous plaît.

Un, deux, trois, quatre, cinq, six. Vous l'avez eu là-bas ? Vous l'avez eu ? Sept. Et vous, docteur ? Vous l'avez eue cette fois-ci ? Combien de médecins ne l'ont pas eue cette fois ? Levez vos mains. Un, deux. Eh bien, vous voyez, messieurs. Déjà, ceux qui ne l'ont pas eue sont en minorité. Je vois trois mains. Quelqu'un ici qui ne l'a pas eue ? Il y en a trois qui ne l'ont pas eue. Messieurs, déjà vous êtes en minorité parce que vous voyez que les autres l'ont eue. Je ne veux pas que vous essayiez de l'obtenir. S'entraîner n'est pas essayer, parce que tout ce que vous devez faire, c'est croire que ça va arriver et ça va arriver. Si vous ne croyez pas que ça va arriver, ça n'arrivera pas. Quand on l'a vraiment, on en est si fier qu'on s'y accroche. Vous seriez surpris ! J'ai eu des médecins qui sont revenus une semaine plus tard en disant : « Ma mâchoire a été anesthésiée toute la semaine. » Et quand je leur ai demandé pourquoi ils ne l'avaient pas enlevée, ils m'ont répondu qu'ils étaient tellement contents de l'avoir qu'ils ne savaient pas qu'ils pouvaient le faire.

Savoir que l'anesthésie est à votre disposition, non pas lorsque le médecin vous dit qu'il doit vous anesthésier, mais lorsque vous dites : « Je dois faire un travail douloureux cet après-midi et je ne veux pas le sentir, je ferais mieux de m'anesthésier moi-même. » Et puis vous allez chez le dentiste ou ailleurs, ou chez le médecin, et vous ne sentez rien de ce qu'il vous fait, cela vous donne un sentiment de fierté, messieurs. Cela vous donne un merveilleux sentiment de fierté.

Disons le premier mot, fermons les yeux et voyons si chacun d'entre nous peut l'obtenir cette fois-ci. N'essayez pas, ceux d'entre vous qui ne l'ont pas eu, n'essayez pas. Dites-vous simplement que si les autres l'ont eu, vous pouvez l'avoir aussi, que cela vous arrivera comme aux autres et que vous l'aurez. Dites le premier mot : « Vert. » Frappez la mâchoire que vous voulez anesthésier. Vous voulez qu'elle soit si forte qu'un médecin puisse travailler sur cette zone, alors dites le deuxième mot et l'anesthésie descendra directement dans cette mâchoire : « Vert. » Vous pouvez le sentir dans toute la mâchoire et imaginez que vous le sentez et tout à coup, ce ne sera plus de l'imagination, ce sera réel. Maintenant, vous voulez dire ce troisième mot avec l'idée que cette anesthésie va être plus forte que tout ce que vous n'avez jamais connu dans un cabinet de dentiste. Messieurs, vous pouvez l'avoir de cette façon. Vous pouvez l'avoir plus forte que n'importe quelle anesthésie que vous n'ayez jamais eue dans un cabinet dentaire. Pensez-y et regardez ce qui se passera quand vous ouvrirez les yeux. Vous aurez tous une anesthésie complète. Dites le mot « vert », fermez les yeux et vous l'aurez. « Vert ». Ouvrez les yeux et vous aurez une super anesthésie. Ça vient, cette fois ? Y a-t-il un changement de seuil ? Comment allez-vous, docteur ? Ça rentre maintenant ?

_____********_____

NB : Avec cet exercice, Dave Elman montre que toute pratique porte ses fruits, et que même des patriciens, lors d'une première session, non entraînés à l'auto hypnose vont pouvoir apprendre très vite en répétant des exercices très simples la technique d'auto hypnose. Rappelez-vous que le but ce n'est pas l'anesthésie en elle-même, mais s'entrainer à devenir de plus en plus auto suggestible. Il montre également qu'une fois un phénomène hypnotique obtenu par le subconscient, il peut être transféré facilement sur n'importe quelle partie du corps.

_____

Le meilleur moyen d'en être sûr, Docteur, ce sont les tests. Et vous seriez surpris de voir comment les tests peuvent faire des merveilles pour vous. Non, ne dites pas au patient nous allons tester cette anesthésie avec une pince clamp d'Allis Docteur ! C'est la pire façon ! Cela remet le facteur critique au premier plan. Vous critiquez dès l'instant où vous dites « Je me demande si ma mâchoire est vraiment endormie et si je vais avoir mal » et immédiatement vous ressentez les choses de la même manière et le facteur critique revient. Votre facteur critique doit être décentré quand vous faites ça. Vous comprenez la raison scientifique de cela, n'est-ce pas ? Maintenant que je vous l'ai fait remarquer ? Nous avons des instruments de test, et la meilleure façon de tester l'anesthésie est de la tester ! Demandons à l'un des dentistes de venir faire un test ici, s'il vous plaît.

Vous pourriez être surpris de constater que vous l'avez, vous n'avez pas besoin de faire beaucoup de tests.

Praticien : Vous avez fait de cette façon et vous avez dit de laisser mes yeux fermés mais mes yeux étaient ouverts. Est-ce que le test ne serait pas mieux ?

Je ne sais pas. Je ne pense pas que le fait que les yeux soient fermés ou ouverts fasse une grande différence à ce stade. Il est rare qu'une classe soit absolument unanime à obtenir l'autosuggestion du premier coup et le fait que chacun d'entre vous l'ait fait prouve que c'est possible. Mais juste parce que c'est devenu facile pour vous ce soir, et c'est devenu terriblement facile pour vous, ne pensez pas que cela restera facile pour vous si vous ne pratiquez pas. Une chose étrange à propos de la suggestion est que vous pouvez être merveilleux ici et pourtant, si vous ne croyez pas que vous ne pouvez pas la faire fonctionner ailleurs, vous ne serez pas capable de le faire fonctionner ailleurs. C'est pourquoi vous devez vous entraîner, afin d'être capable de le faire fonctionner partout dans le monde. Il faut environ quatre secondes pour s'anesthésier. Vous rendez-vous compte, docteur, que tout ce que vous avez fait, c'est vous caresser la mâchoire pendant quelques secondes et qu'ensuite il a fait son test ? C'est tout ce qui s'est passé et vous avez obtenu un degré raisonnable d'anesthésie la toute première fois. Le fait est que vous l'avez eu parce que vous vous êtes dit « Je vais l'avoir, comme tout le monde » et tout le monde l'a eu et vous l'avez eu. Maintenant, voici ce qui est drôle avec l'auto-suggestion, si vous ne la pratiquez pas, vous ne la garderez pas, à moins qu'elle ne devienne un réflexe conditionné, comme c'est le cas pour moi.

_____********_____

NB : Détail très important, la croyance collective devient un élément de croyance individuel. Je peux l'obtenir comme tout le monde ici, et la suggestion est acceptée et se manifeste car le facteur critique est franchi. A travers cet exercice très simple, Dave Elman décortique toutes les subtilités de l'auto hypnose. Rappelez-vous son mantra « Want it to Happen, Expect it to Happen, Watch it. Happen! » Vous voulez que cela arrive, vous attendez que cela arrive, vous voyez que ça arrive. L'anticipation, la répétition et la croyance sont des éléments clés du subconscient.

_____

Vous voyez, quand je veux me faire une anesthésie, je sais juste que ça doit arriver. Je me dis juste : « Pourquoi ça s'est toujours produit, pourquoi ça ne se produirait pas cette fois-ci ? » et ça se produit. Mais si vous avez encore des doutes sur votre capacité à le faire, ces doutes vont prendre de plus en plus d'ampleur et lorsque vous le voudrez, l'auto-suggestion ne sera pas disponible. Maintenant que vous savez que vous pouvez le faire, mettez-le en pratique, mettez-le en pratique. En d'autres termes, il faut quatre secondes pour passer en revue l'ensemble du modus operandi. Pourquoi ne pas vous dire : « Vert, vert, vert » environ 50 fois par jour ? Vous voulez une anesthésie, alors cette fois-ci vous en mettez dans la mâchoire gauche, maintenant vous voulez une anesthésie sur la mâchoire droite, maintenant vous voulez une anesthésie sur le nez, maintenant vous en voulez sur le lobe de l'oreille, maintenant vous en voulez sur la main, maintenant vous en voulez sur l'autre main. Entraînez-vous à le faire, messieurs, et vous serez surpris, en deux semaines, vous deviendrez si adepte de l'auto-suggestion que vous ne vendrez pas votre connaissance de l'auto-suggestion pour 10 000$ et je ne vous trompe pas. Une fois que vous êtes capable de faire cela, vous êtes tellement fier de pouvoir contrôler votre corps avec votre esprit que vous pensez que c'est une possession inestimable. Vous ne pouvez pas vous empêcher de ressentir cela, car tous les hommes qui ont appris l'auto-suggestion ressentent la même chose.

J'ai reçu des lettres de médecins qui n'ont suivi qu'une seule séance comme vous l'avez fait, et qui ont eu besoin de l'auto-suggestion et cela a marché. J'ai leurs lettres de gratitude disant : « Ils me racontent ensuite une histoire extraordinaire sur la façon dont ils ont pu utiliser l'anesthésie. » Dans l'un de mes premiers cours, un médecin m'a raconté cette histoire. Il m'a dit : « Je suis une victime de la polio. J'ai été victime de la polio depuis l'âge de 14 ans environ. Je suis dentiste, je dois me tenir sur mes jambes toute la journée. De temps en temps, mon genou a l'habitude de se dérégler. Il n'est pas très fort, comme vous pouvez l'imaginer, et en travaillant dessus toute la journée, environ deux fois par an, il se déboîte, et quand cela se produit, je dois annuler tous mes rendez-vous pendant deux ou trois jours en attendant que ma jambe puisse à nouveau soutenir mon corps. L'autre nuit, j'étais profondément endormi et je me suis réveillé en sursaut. Apparemment, pendant que je dormais, j'avais bougé d'une manière ou d'une autre et déréglé ma jambe, et la douleur était absolument insupportable. Et je me suis dit que si ce que Dave Elman m'a appris sur l'auto-suggestion est vrai, je devrais être capable de contrôler ce genou avec l'auto-suggestion. Vert, vert, vert ! Je vous donne ma parole, ce genou s'est remis en place. Je ne sais pas ce qui l'a provoqué, mais j'ai réveillé ma femme parce que j'étais tellement excité d'avoir pu utiliser l'auto-suggestion de cette façon et, M. Elman, je n'ai pas eu à annuler mes rendez-vous le lendemain et tout s'est passé à merveille. »

Apprenez à utiliser l'auto-suggestion pour tout ce qui se passe sous le soleil. Je vous ai gardé tard ce soir, mais n'oubliez pas que c'est notre première session et que nous avons plus d'inscrits que d'habitude.

Je vous souhaite une bonne pratique de l'hypnose jusqu'à notre prochaine session.

_____*******_____

NB : Dave Elman finit ainsi sa première leçon d'hypnose médicale. Elle est destinée à des praticiens n'ayant, pour la plupart, aucune connaissance de l'hypnose. On peut mesurer à travers ce cours à la fois la qualité et la quantité, aussi bien au niveau de la forme que du fond. En effet, les praticiens repartent avec un bon état d'esprit pour apprendre l'hypnose, éliminant toutes les idées fausses à son sujet, une connaissance générale et historique, et une technique d'induction utilisable au cabinet pour créer de la transe légère. La fin du cours se termine sur l'auto suggestion permettant à chacun de s'approprier davantage ce nouvel outil.

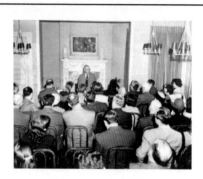

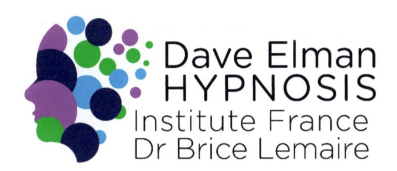
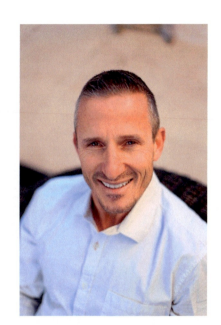

Docteur en Chirurgie Dentaire, Praticien libéral, Auteur, Conférencier, Formateur en Hypnose, Créateur du Dave Elman Hypnosis Institute France, Instructeur en Hypnose Elmanienne certifié par le Dave Elman Hypnosis Institute (formé par Larry Elman).

Certifications en en Hypnothérapie par l'HTI (formé par Ormond MacGill) et par Omni Hypnosis (formé par Jerry Kein), en Hypnose Médicale par l'HTI (formé par John Butler), en Hypnose par la NGH, l'IMDHA et l'ACHE, Maître praticien en PNL certifié NLPLT (formé par Richard Bandler) et par le NLPU (formé par Robert Dilts).

Formateur principal du D.U d'Hypnose Dentaire à la Faculté Dentaire de Nice.

Auteur de « Hypnose Dentaire Opératoire et thérapeutiques » aux Éditions Satas en 2019.
Auteur de « Histoire de l'hypnose » aux éditions Satas en 2022.
Auteur de la collection « Les indispensables de l'hypnose Elmanienne » aux éditions DEHIF 2022-2023.

Printed in France by Amazon
Brétigny-sur-Orge, FR

17583676R00060